中华优秀传统文化
中医药知识启蒙系列青少年读物

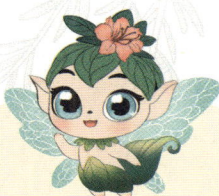

金山木草闰童心

◎主审◎

张西俭

◎主编◎

唐述权

杜 燕

全国百佳图书出版单位

中国中医药出版社

· 北 京 ·

图书在版编目（CIP）数据

金山本草润童心 / 唐述权 , 杜燕主编 .

北京 : 中国中医药出版社 , 2025. 5. -- (中华优秀传统
文化中医药知识启蒙系列青少年读物).

ISBN 978-7-5132-9356-3

Ⅰ . R28-49

中国国家版本馆 CIP 数据核字第 2025P7P508 号

中国中医药出版社出版

北京经济技术开发区科创十三街 31 号院二区 8 号楼

邮政编码　100176

传真　010-64405721

山东临沂新华印刷物流集团有限责任公司印刷

各地新华书店经销

开本 787×1092　1/16　印张 7　字数 113 千字

2025 年 5 月第 1 版　　2025 年 5 月第 1 次印刷

书号　ISBN 978 – 7 – 5132 – 9356–3

定价　46.00 元

网址　www.cptcm.com

服 务 热 线　010-64405510

购 书 热 线　010-89535836

维 权 打 假　010-64405753

微信服务号　zgzyycbs

微商城网址　https://kdt.im/LIdUGr

官 方 微 博　http://e.weibo.com/cptcm

天猫旗舰店网址　https://zgzyycbs.tmall.com

如有印装质量问题请与本社出版部联系（010-64405510）

专家指导委员会

张霄潇（中华中医药学会发展研究办公室主任）

董政起（中国医学科学院药用植物所研究员）

沈承玲（中国中医药出版社战略规划研究办公室主任）

李　耿（中国中医科学院中药研究所研究员）

李西文（中国医学科学院药用植物研究所研究员）

方子寒（中国生物技术发展中心中医药项目专员）

朱　勇（中华中医药学会发展研究办公室干部兼青委会副秘书长）

李　翀（西南大学医学研究院副院长）

周静鑫（北京中医药大学东直门医院肾病内分泌科副主任医师）

王　维（重庆医科大学附属第二医院中西医结合诊疗中心主任）

毛堂友（北京中医药大学东方医院实验医学中心副主任）

张　锋（江苏省中医院重庆医院副主任中医师）

赵小童（中国医学科学院药物研究所科研管理员）

编委会

张　序

中医药文化作为中华文明的瑰宝，历经数千年实践积淀，形成了独特的生命认知体系。本人从事中医临床与教学工作近六十载，深感赓续传统文化的关键在于薪火相传。欣见重庆市南川区中医医院编撰《金山本草润童心》一书，该书以家乡金佛山道地药材为载体，为青少年开启中医药启蒙之门，故特为此书作序。

金佛山雄踞渝南，其得天独厚的地理环境孕育出数千种优质药材。正如《本草纲目》所言"川产多良药"，这里既有灵芝、天麻等名贵药材，亦有鱼腥草、金银花等"药食同源"之物。这些本草不仅是治病良药，其生长特性与药用价值更蕴含着阴阳平衡、天人相应的中医药智慧。

本书采用孩童化叙事方式，将金佛山的本草化作鲜活的生命，使深奥的药性理论知识变得可感知、可触摸。孩童在趣味阅读中，既能认识家乡的本草资源，又能领悟中医"治未病"的养生理念。

本人尤为关注青少年对中医药传统文化的认知。作为一名中医药教育工作者，时常将中医药临床实践与思考凝练成学术论著，并积极投身于各类中医药文化科普与推广活动，为传播中医药知识贡献一份力量。当下，许多孩子或许能说出西药的通用名，却对脚下宝贵的本草视而不见。此书既可融入学校特色课程，通过辨识草药标本、模拟采药实践等活动，培养孩子们"识药知医"的能力；亦可作为亲子读物，让家长与孩子在共读中体会"一草一木总关情"的中医药人文精神。这种寓教于乐的传播方式，恰与中医药"因材施教"的教育理念不谋而合。

纵观市面上的中医药科普作品，往往面临难以兼顾专业性与普及性的困境。该书立足地域特色，以童真视角重现本草知识体系，兼具严谨性的同时，又充满了趣味性，为户医药文化传播开辟了新路径。

期待此书能成为孩子们开启中医药世界大门的钥匙，更盼中医药界同仁以此为范，编撰更多富有地域特色的启蒙读物。让我们共同守护这份穿越千年的生命智慧，使中医文化在新时代焕发勃勃生机。

首届全国名中医、重庆市中医院主任中医师、博士研究生导师

2025 年 3 月于重庆

宋 序

一株小草改变世界，一枚银针联通中西，一缕药香穿越古今。中医药学，自古以来便是中华民族的传统瑰宝，习近平总书记指出："中医药学凝聚着深邃的哲学智慧和中华民族几千年的健康养生理念及其实践经验，是中国古代科学的瑰宝，也是打开中华文明宝库的钥匙。"此言不仅揭示了中医药学的重要地位，更为我们指明了中医药传承与发展的方向。

重庆市南川区是国家中医药传承创新发展试验区之一，区内的金佛山以其独特的地理位置和气候条件，孕育了丰富的药用植物资源，素有"北药长白山，南药金佛山"的美誉。

药用植物资源保护与发展是一项系统工程，是一项需要社会参与的重要工程，特别是儿童启蒙教育至关重要。幸有一批志同道合之士，编撰本书，旨在为广大青少年科普本草知识。

本书内容以重庆市南川区金佛山的药用资源为重点，用准确、生动、有趣的方式传递中医药知识，让科普知识不再枯燥无味。走进这本书，能让孩子们更加亲近自然，了解并热爱中医药文化，从而培养其保护和利用自然资源的意识。编撰者希望，在孩子们的心灵深处，种下一颗热爱中医药文化的种子，让它在阳光雨露的滋润下，茁壮成长，绽放出绚丽多彩的花朵。

最后，期待广大读者在此书的帮助下，以支撑和引领我国中药资源学及中药资源可持续利用为目标，承前启后、锐意改革、开拓创新，促进中医药文化薪火相传、生生不息，让这一中华文明瑰宝焕发新的光彩，为我国药用植物传承与保护谱写新的华章，为增进人民健康福祉作出新的贡献！受重庆同道杨勇所长、唐述权院长委托，荣幸为序。

中国医学科学院药用植物研究所鉴定中心

2024 年 5 月 3 日

自 序

中医药学是中华民族的伟大创造，是中国古代科学的瑰宝，也是打开中华文明宝库的钥匙。传承创新发展中医药是新时代中国特色社会主义事业的重要内容，是中华民族伟大复兴的大事。党和政府高度重视中医药工作，特别是党的十八大以来，以习近平同志为核心的党中央把中医药工作摆在更加突出的位置，中医药改革发展取得显著成绩。

重庆市以推进中医药传承创新为主线，以创建国家中医药综合改革示范区为总抓手，全面实施中医药振兴发展"八大工程"，大力弘扬中医药文化。全市中医药事业发展呈现出新特点，取得新进步。南川区是重庆市唯一入选全国 54 个国家中医药传承创新发展试验区的区县，其中医药资源得天独厚，已探明中药材资源 4967 种，药用植物品种约占重庆市的 77%、全国的 38%，是国内著名药用植物资源"基因库"、渝产道地药材主产区。南川中医药文化源远流长，自东汉大儒尹珍传道授业以来，广大群众历来有使用中医药防病治病的传统习惯，对中医药信赖有加，运用中医药防病祛疾已然成为镌刻于生活脉络中的文化自觉，为中医药文化的赓续传承悄然播撒下希望的种子。

重庆市南川区中医医院作为南川区唯一的三级中医医院，始终积极践行中医药传承创新发展使命。医院构建了"中医为体、西医为用、体用结合、共享康宁"的发展体系，以"领略传统文化之深邃、感受中医中药之魅力"为主题，推广"三伏贴""八段锦"等中医传统养生项目，研发"凤水尹子"养生系列中医药产品。通过"中医中药进万家""小小中医师"等活动，多途径传播中医药文化，借助国家、省市级活动平台展示南川中医药风采，有效扩大中医药文化的辐射范围，拓展中医药文化的地域影响力。

中医药文化的传播，需要全社会的共同推动。然而，中医药文化知识对中小学生而言，既陌生又晦涩难懂。为进一步落实中医药文化"进学校、进课堂、进教材"目标，重庆市南川区中医医院以金佛山脚下一所极具中医药特色的学校——马嘴实验小学为灵感来源，将中医药基础理论知识用灵活生动的方式描述，让小朋友们学习、掌握、了解中医药文化知识，深切感受其独特魅力。希望以本书为契机，以传承中华优秀传统文化为依托，让中医药文化浸润小朋友们的心田，感受国粹中医的博大精深，在孩子们心里种下一颗中医启蒙的种子，更进一步增强小朋友们的民族自信和文化自信，不断提升传统文化的向上生命力和蓬勃发展活力，努力让博大精深的中医药文化薪火相传、生生不息！

本书邀请首届全国名中医、重庆市中医院主任中医师、博士研究生导师，重庆市名中医，第四、五、六批全国老中医药专家学术继承工作指导老师张西俭教授，中国医学科学院药用植物研究所检定中心研究员宋经元教授为本书做序，首届全国名中医、重庆医科大学王辉武教授为本书题写书名，对在出版过程中帮助过本书的各位朋友、同仁表示真挚的感谢。因本书为医务工作者利用业余时间撰写，仍有一定的提升空间，敬请广大读者提出宝贵意见和建议，如有不当之处，恳请批评指正！

重庆市南川区中医医院

2025 年 2 月

目 录
CONTENTS

第三章　中药的"上下五千年"

第四章　了不起的中医药

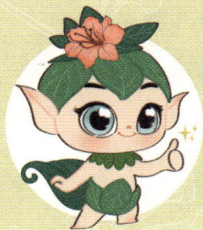

第一章

走进神秘的金佛山

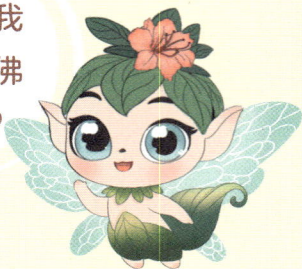

小朋友们，大家好！我是子规，来自美丽的金佛山。你们听说过金佛山吗？

金佛山是一座美丽的大山，它矗立在北纬 30° 附近，位于重庆市南川区境内，大娄山脉北部，面积 1300 平方千米，最高峰海拔 2238 米。

睡佛足部

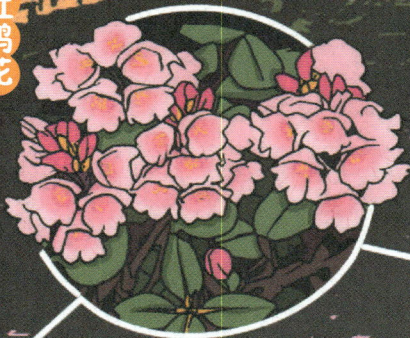

杜鹃花

　　金佛山是镶嵌在我国西南部的一颗绿色宝石，有"天然植物陈列馆"之称，以其生物多样性和独特的喀斯特地貌被列入世界自然遗产名录。

　　"金佛何崔嵬，飘渺云霞间"是对金佛山美好的写照。现在，就让我们跟随小精灵子规（南川区区花杜鹃）的脚步，走进这座神秘而美丽的大山，探索大自然的奥秘吧！

睡佛胸腹

睡佛头部

第一节

你好！金佛山

小朋友们，欢迎来到美丽的金佛山！

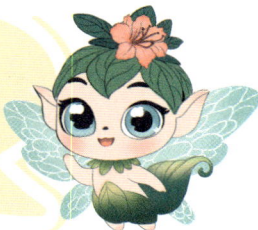

　　金佛山是世界自然遗产之一，国家级风景名胜区。每当夏秋晚晴时，落日斜晖就会把层层山崖映染得金碧辉煌，金佛山如同一尊金身大佛放出万道霞光，景色异常壮观秀丽。

　　在地球内力和外力的共同作用下，金佛山形成了溶丘洼地、落水洞、瀑布、峡谷、悬谷、单面山等喀斯特地貌景观。冰雪、雾凇、云海、日出、"佛光"等自然现象应四时交替呈现。山体钟灵毓秀，景色美不胜收。几百年前，意大利旅行家马可·波罗游历至古蜀，便为金佛山的雄奇险秀所惊叹，更是在游记中留下了瑰丽的一笔。

小朋友们，除了秀丽的风光，金佛山的美还来自它丰厚的底蕴。

　　金佛山处于我国衔接东西、融汇南北的地理十字路口上，是大娄山脉北端最高峰，是中国 - 日本、中国 - 喜马拉雅东西两大植物区系的交汇区，也是东洋界和古北界这一南一北两大动物区系的交汇区。保护区的生物区系起源古老，受第四纪冰川影响较小，濒危、特有、孑遗物种富集，具有古地理、古地质、古气候、古生物的历史研究价值和综合保护价值。

　　金佛山国家级自然保护区是我国中亚热带常绿阔叶林森林生态系统保存最完好的地区之一，也是银杉、黑叶猴等野生珍稀濒危动植物富集的地区和分布的最北界，被誉为国家珍贵的生物物种"基因库"。

就是在这样一座大自然的宝库中，珍稀的中草药静静生长，无言地守护着一方水土，孕育出了颇具当地特色的文化。

中国传统文化在南川的传承，最早可以追溯到东汉。东汉时期，儒学家尹珍深感家乡荒僻，文化落后，远赴洛阳拜许慎为师。作为走出西南山区的第一人、接受中原文化洗礼的先行者，尹珍在学成之后回到故里，并先后在南川、綦江、正安、绥阳等地设馆教学。正是尹珍带来的经史子集，让传统文化从此在南川生了根，让金佛山享有"南药金佛山，北药长白山"的美誉。

据全国第四次中药资源普查统计和《重庆金佛山生物资源名录》显示，金佛山有中药资源 4967 种。其中药用植物 4180 种、药用动物 491 种、药用矿物 43 种，药用真菌 253 种，国家重点保护品种及珍稀药材 103 种。黄常山、地苦胆、干岩矸(gān)等八大特效药材更是名扬海内外。

在金佛山，你可以赏春花、避夏暑、观秋叶、玩冬雪，尽享自然之美；也可以背竹篓、探奇峰、识草药、学医理，成为"小小中医师"。

小朋友们，现在就让我们一起走进金佛山，开始一场触动心灵的本草探索之旅吧！

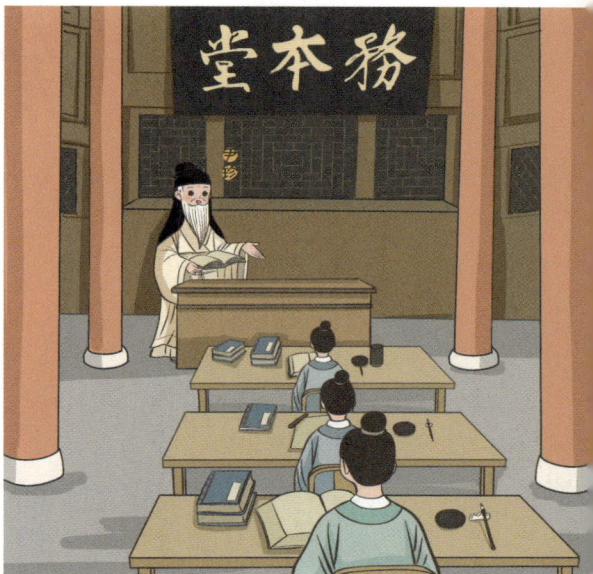

第二节
山林中的"新朋友"

顺着蜿蜒的山路一路走上去，我们可以看到雄奇的山势，秀丽的风景，还有藏在密林、溪谷、石壁上的"新朋友"！

快来根据它们的名字和对应的民谚，猜猜它们都有什么作用吧？

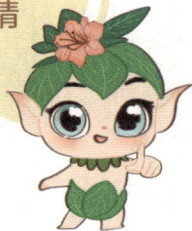

金佛山八大特效

胡豆莲　　干岩矸　　岩白菜　　筋骨草

胡豆莲

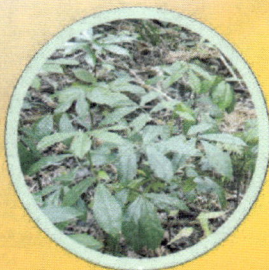

走到海拔300米～900米的溪谷，我们可以在阴湿的密林下或岩壁上见到这种开着白色"串串花"的可爱植物，它叫"胡豆莲"。胡豆莲是国家二级保护植物，小朋友们要爱惜它！

别看它并不起眼，但在当地人心里却有"家有胡豆莲，保你一家过好年"的神圣地位！

干岩矸

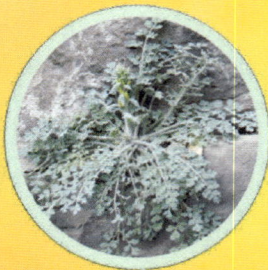

在海拔400米～1000米的沟谷，平日少见雨水的岩石缝隙里，紧紧依附着一株株矮小的黄花野草。干燥的生存环境让它们的根系深深扎入岩壁，嶙峋的峭壁给了它们倔强不屈的风骨——它们就是"干岩矸"。

虽然它们形似野草，但在当地却有"蛮子药，腹痛、胸痛是圣药"的美誉！

岩白菜

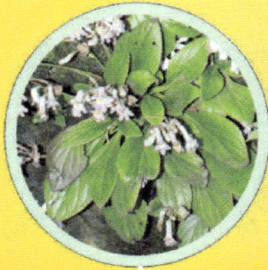

在海拔400米～1200米的山地或林下岩石边，我们可以看到"岩白菜"。岩白菜长得有点儿像小白菜，它开淡紫色的小花，叶片饱满，鲜嫩多汁，俨然一副"林中仙子"的模样。

当地有"金山岩白菜，肺痨好得快"的说法。

筋骨草

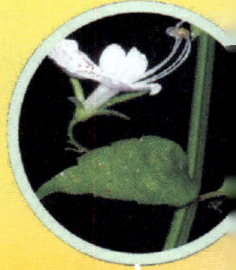

来到海拔400米～1250米的山地或溪边杂木林下，我们可以看到一种非常美丽的"仙女"植物，它有着洁白舒展的花瓣，上面点缀着零星紫色的斑点，修长的花蕊上挂着晶莹的露珠，它就是"筋骨草"。

"十张麝香虎骨止痛膏，不如一棵筋骨草煎成汤"是当地人给予它最高的评价。

药分布基本示意图

| 黄常山 | 朱砂莲 | 地苦胆 | 回心草 |

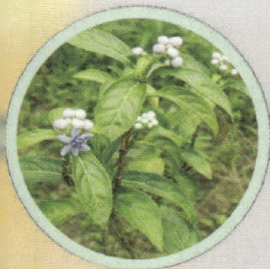

小朋友们，你们听说过"打摆子"吗？"打摆子"就是疟疾。疟疾该用什么草药来治疗呢？你们听说过青蒿素吗？我们接下来要认识的植物，也可以治疗"打摆子"。

继续向山顶进发，我们遇上了"黄常山"。黄常山分布于海拔450米～1650米的山地或沟谷疏林下。叶片是椭圆形的，上面深绿色，边缘有锯齿。开着淡蓝色的小花。

当地有"打摆子是疟疾，扯把黄常山根可救急"的说法。

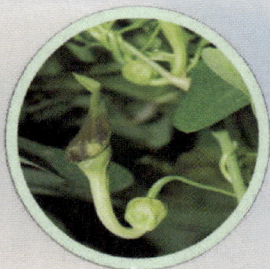

沿着山路继续向上就到了600米～1200米的沟谷杂木林中。行走在山林之中，如果一不小心被毒蛇攻击该怎么办？在这里，我们可以看到一种植物，它长着马蹄形的叶片，像是旱地里亭亭玉立的莲叶，名为"朱砂莲"。

它有什么神奇之处呢？当地有言"身揣朱砂莲，可以同蛇眠"！不过，小朋友们也要注意呀，朱砂莲含马兜铃酸，有肝、肾毒性，不能随便服用。

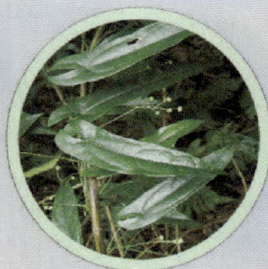

在海拔600米～1500米的山地林缘或路旁土坎上，我们会看到一种名叫"地苦胆"的植物，因为它像苦胆一样苦，所以当地人就叫它"地苦胆"。地苦胆的叶片狭长，底部分叉，叶子上的脉络极有特点，弯曲、柔和，像是给绿色的叶面织上了朵朵祥云般的底纹。

关于它，当地有"腹内长包块，离不开金山地苦胆"的说法。

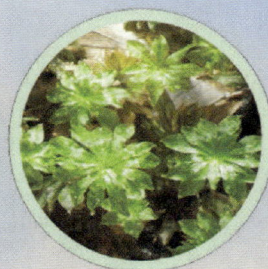

终于快要到金佛山的峰顶了！在海拔600米～2000米的溪边和阴湿林下，我们又见到了一位"新朋友"——"回心草"。它一茎多枝，直立，下部叶细小，茎顶叶碧绿，又大又长，多层丛集成莲座状，叶片上部有细锯齿，下部内卷，就像一把把撑开的小伞。

至于它的作用么……当地有"寻得金山回心草，不怕心脏病不好"的说法。

第三节

你猜对了吗？

胡豆莲，又名山豆根、日本山豆根等。经考证来源为豆科山豆根属胡豆莲，为国家二级重点保护野生植物。

全草入药，多用根。

味苦，性寒。具有清热解毒，理气活血的功效。

常用于镇痛（咽喉肿痛、胃痛），抗癌（喉癌、食道癌），消炎（口腔炎、咽喉炎、肠炎）等。

遗憾的是，由于近年来人们对植被的破坏，导致胡豆莲适生环境日渐缩小，且其本身繁殖率低下，以及人们的无序采挖，胡豆莲野生资源急剧下降，在当地有灭绝的危险。

千岩矸，又名岩黄连。经考证来源为罂粟科紫堇属植物毛黄堇。
全草入药。

味微苦，性凉。具有清热解毒，止血止痛，凉血散瘀的功效。

常用于止痛消炎，主治胃炎、肝炎、肾炎等疼痛和外伤出血。

由于千岩矸生长在干燥的石灰岩悬崖峭壁上，生境恶劣，自然繁殖率低，加上多年来人们大量采挖，野生资源已经濒临枯竭。

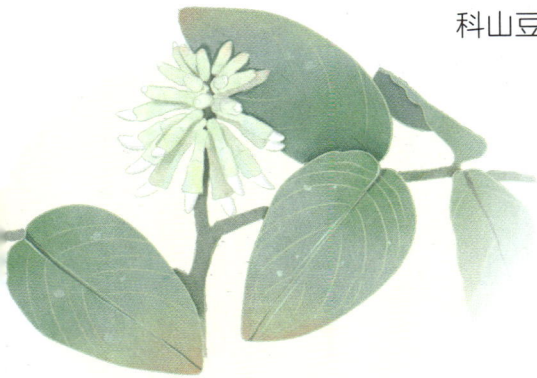

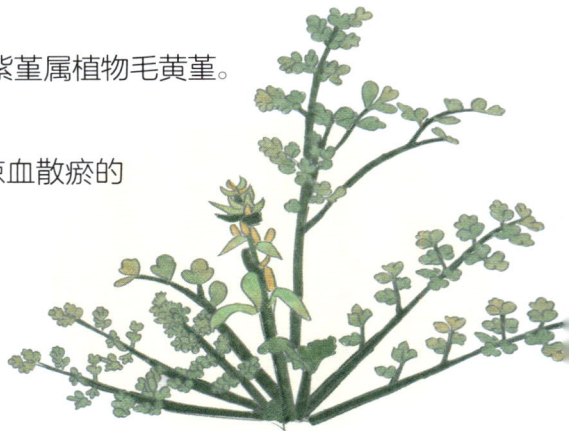

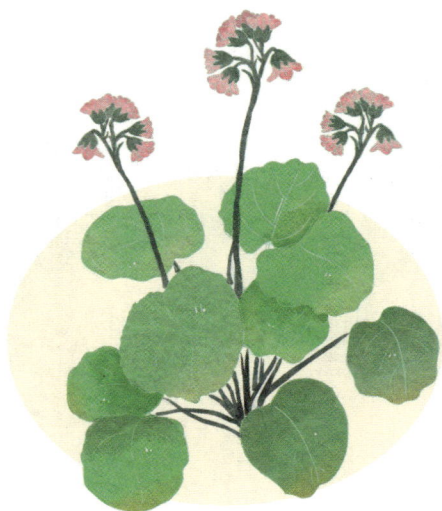

岩白菜，又名矮白菜、金山岩白菜。经考证来源为苦苣苔科唇柱巨苣苔属植物牛耳朵。

全草入药。

味甘、微苦，性凉。具有清肺止咳，凉血止血，解毒消肿的功效。

常用于治疗阴虚肺热，咳嗽咯血。

筋骨草，又名箭羽草、舒筋箭羽草。经考证来源为唇形科四棱草属四棱草。

全草入药。

味辛、苦，性温。具有祛风通络，散瘀止痛的功效。

常用于治疗风湿疼痛，四肢麻木等症。

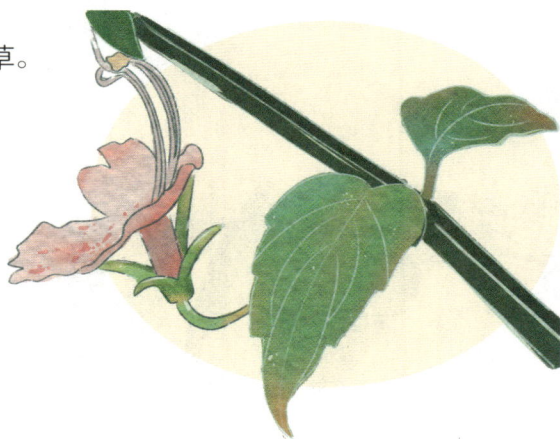

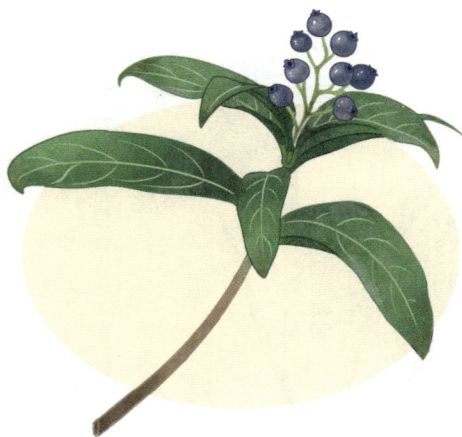

黄常山，又名常山、蜀漆。经考证来源为虎耳草科黄常山属黄常山。

根入药。

味苦、辛，性寒，有小毒。具有截疟，祛痰的功效。

常用于治疗疟疾、瘰疬、胸中痰饮积聚等。

朱砂莲，又名避蛇生、背蛇生。经考证来源为马兜铃科马兜铃属植物背蛇生。

块根入药。

味苦、辛，性寒。具有清热消肿，散血止痛，解蛇毒的功效。

常用于镇痛（胸痛、腹痛、喉痛），以及治疗毒蛇咬伤等。

由于朱砂莲日渐稀少，该物种被收录为《中国植物红皮书》第二批考察物种。

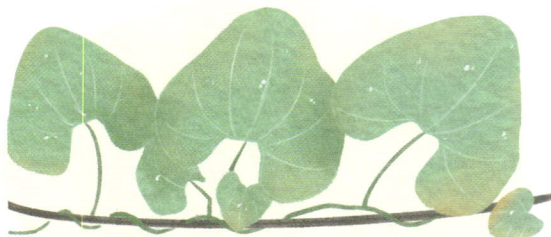

地苦胆，又名金果榄。经考证来源为防己科青牛胆属植物青牛胆。

块根入药。

味苦，性寒。具有清热解毒，止咳止痛，散结消肿的功效。

常用于治疗胃痛、腹痛、痈疖肿毒等。

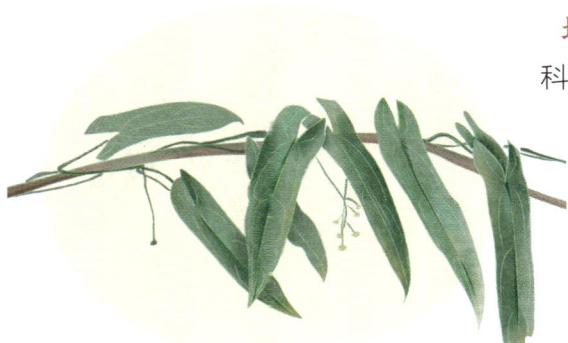

回心草，又名一把伞。经考证来源为真藓科大叶藓属植物暖地大叶藓。

全草入药。

味辛、苦，性平。具有养心安神，清肝明目的功效。

常用于治疗风湿性心脏病，有独特效果。

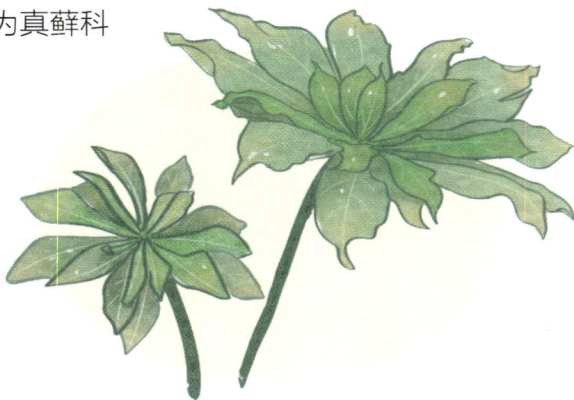

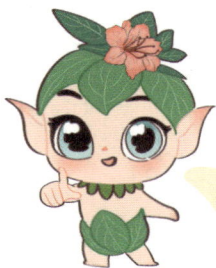

金佛山片区以汉族居民最多，还混居着苗族、土家族、仡佬族等多个少数民族。经过数百年的融合，逐渐形成了"你中有我，我中有你"的地方文化和民间习俗。"金佛山八大特效药"就是多民族在长期预防和治疗疾病的过程中逐渐总结出来的民间治病良药。

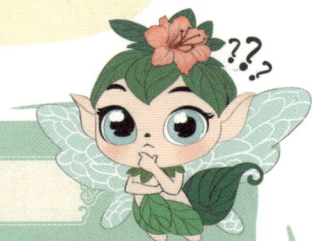

子规的疑问

小小的一株花草，为什么会有这么大的能量？它是怎么治病的呢？

草药的"味"指的是味道吗？"性"又是什么呢？

答案就在下一章——《平凡又奇妙的花草》！

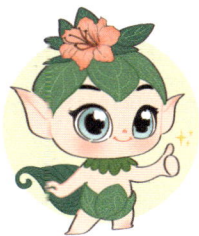

第二章

平凡又奇妙的花草

胡豆莲、干岩矸、岩白菜、筋骨草、黄常山、朱砂莲、地苦胆、回心草是我们新认识的植物朋友，也是金佛山上特有的八味中草药。神奇的金佛山赋予了它们奇妙的力量，在当地广泛运用。

　　那么，除此之外，伟大的地球母亲还给我们孕育了哪些神奇的中草药呢？快随子规一起去看看我们身边的中草药吧！看看它们是如何发挥作用的！

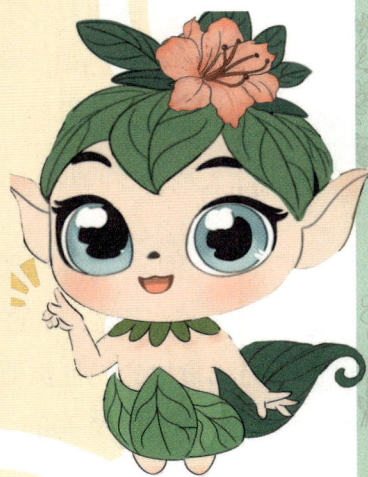

第一节
鼻间舌畔的"四气五味"

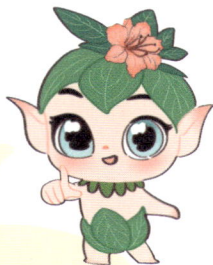

小朋友们，请大家想一想，我们最初是不是从食物里了解味道的呢？第一站，就让我们从身边的食物开始，了解"四气"和"五味"吧！

1. 四气

四气，也叫"四性"，是人们依据药材或食材在使用过程中带来的体验，人为赋予的寒、热、温、凉的一类属性。

药材和食材的属性类似于人的性格，有的拒人于千里之外，叫"性寒"；有的冷淡，叫"性凉"；有的温暖，称为"性温"；有的火爆，称为"性热"。

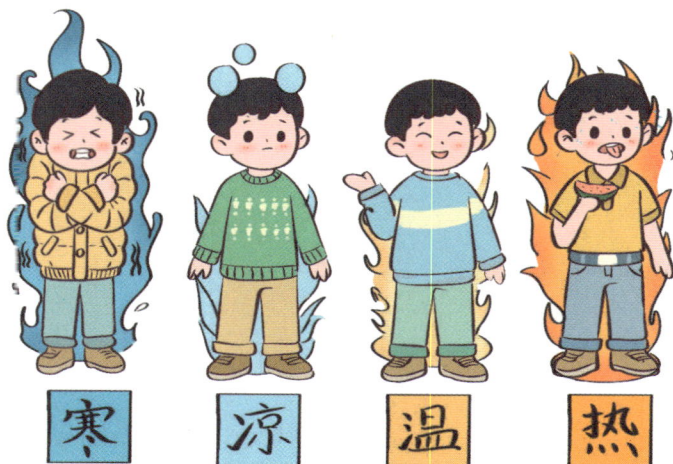

寒　　凉　　温　　热

小朋友们快来看看，下面这些食材和药材都是什么"脾气"吧！

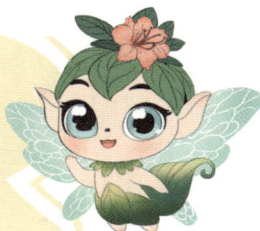

小美吃了一顿麻辣火锅，锅里放了很多胡椒和辣椒，结果小美上火了，嗓子好痛！

胡椒和辣椒的"脾气"是___？（性热）

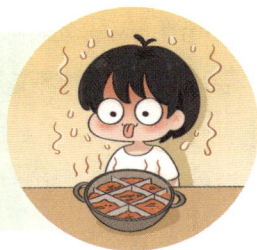

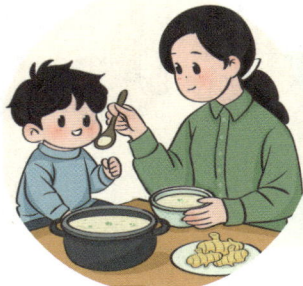

小明穿得太少，感冒了，清鼻涕流个不停。妈妈用生姜和葱白煮水，帮他驱寒、暖胃，最终治好了感冒。

生姜和葱白的"脾气"是___？（性温）

每年一到夏天，小兰的妈妈就会给她煮绿豆汤清热解暑。

绿豆的"脾气"是___？（性凉）

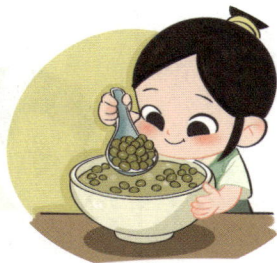

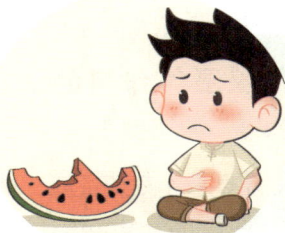

西瓜真是太好吃了，小胖一时没忍住，自己吃了大半个，结果拉肚子了。

西瓜的"脾气"是___？（性寒）

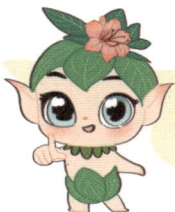

还有一种很淡定、波澜不惊的属性，叫"性平"。中药来源于生活，药食两用的食材随处可见，知晓"四气五味"能更好地发挥食物的功效。让我们一起慢慢了解中药吧！

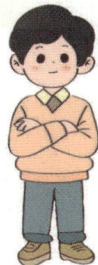

平

2. 五味

1）酸味

小朋友们，在闷热口渴的暑天里，你喝过酸梅汤吗？酸梅汤酸酸甜甜，一口下去唇齿生津，是消暑解渴的不二选择。酸梅汤的主料是两种"酸味"药材——乌梅和山楂。

有个成语叫"望梅止渴"，说的就是酸酸的梅子会让人情不自禁地口水直流。

酸味有止渴、开胃的作用，也有收涩的作用，所以吃多了，嘴唇就会变得皱巴巴。

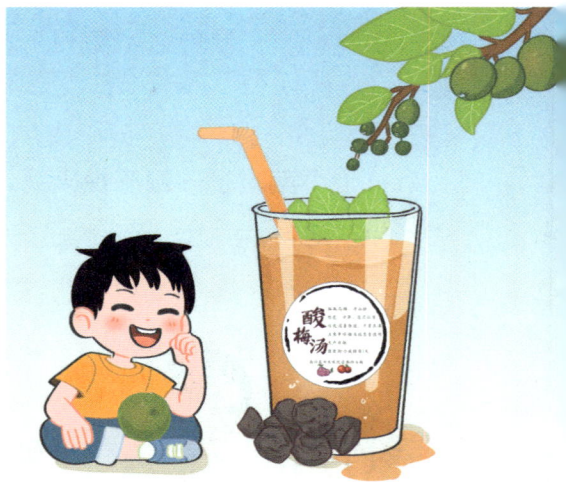

2）苦味

每年一到夏天，大人们都喜欢吃一些苦的东西。例如：苦瓜、苦菊，还有莲子心，据说这样能"去火"。

俗话说"良药苦口"，苦味是小朋友们最不喜欢的味道，大多数中药都苦苦的，很难喝。还有个谚语叫"哑巴吃黄连，有苦说不清"，黄连是苦味中药的典型代表。

古人认为具有清泄、燥湿等作用的中草药属苦味。

茶的味道也有些苦。古人们喝茶不是冲泡，而是把茶煮烂后连渣一起吃下去，这样做清热解毒的作用更强。

3）甘味

小朋友们知道麦芽糖吗？在重庆市南川本地，麦芽糖又叫"麻糖"。春天的时候，民间有给小孩子吃麦芽糖的习俗。这是因为此时地下阳气上蒸，万物生机

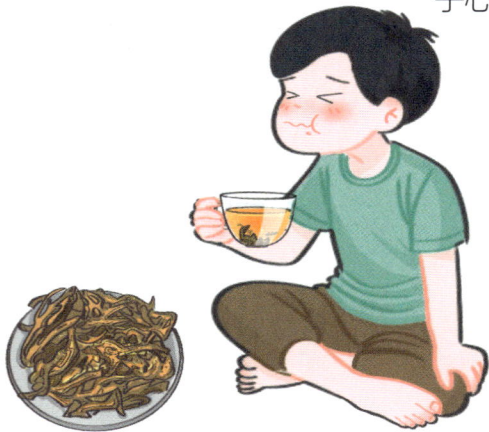

勃勃。小孩子吃了麦芽糖，就像春天的小麦一样茁壮成长，健康平安，而制作麦芽糖的"麦芽"，正顺应"生发、成长"的意思。寄托了长辈们对孩子的祝福之情。麦芽糖吃起来甜甜的，属"甘味"，累的时候来上一口，特别解乏。

古人认为具有滋补和中、调和药性、缓急止痛作用的中草药都属甘味。

需要注意的是，甘味，可不单单是指甜味，一些具有滋补作用的中草药虽然"味甘"，但尝起来却微微泛苦，比如煲汤时用的人参、白术、当归等。另外，**甘味虽好，不能贪多，**吃多了甘味的食物容易导致消化不良，肥胖等问题。

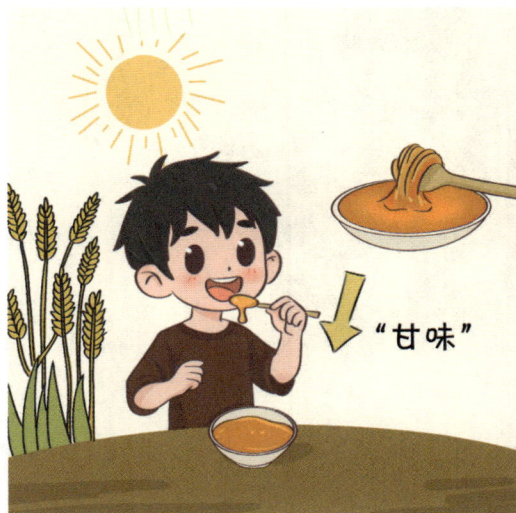

4）辛味

"五味"里面还有一种听起来比较陌生的味道——辛味。

什么是辛味呢？

辛味的特点是"跑得快"，比如——酒。老话说"酒香不怕巷子深"，就是因为酒的走窜力强，就算离得很远也能闻到。同样有强烈辛味的食物还有大葱，咬上一口大葱，就能感觉这股味道直冲天灵盖。

因为**辛味善于走窜，有发散、行气、活血的作用，**所以辛味的酒不能过量饮用，否则容易使人言行癫狂，甚至诱发出血性疾病。

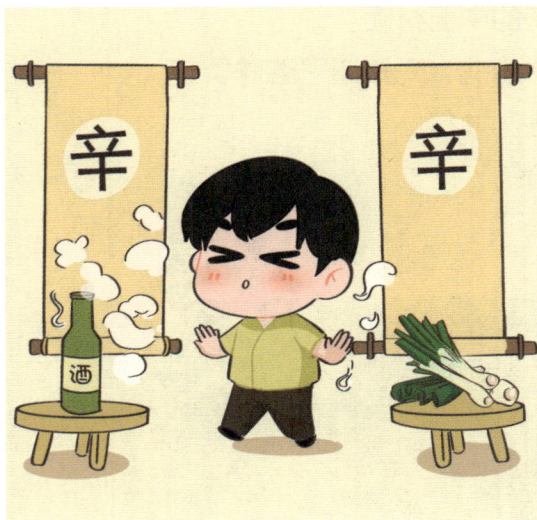

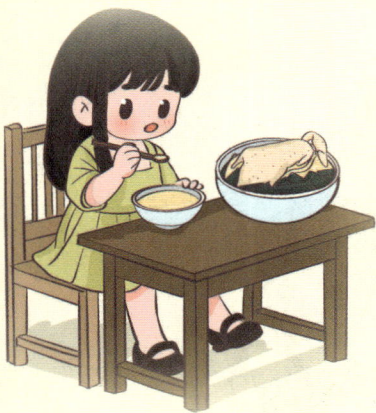

5）咸味

我们经常接触到的味道还有咸味。什么东西是咸味的呢？对——有盐、海水，还有海带！

在波澜壮阔的海洋中，生长着一种独特的藻类植物，它们是大海的珍宝，也是我们所熟悉的海带。

咸味能软坚散结、利水通便。 正如大海能吸引河流汇聚，海带也能将体内的坚硬物质软化，使身体内部通畅。

以上就是日常生活中的"五味"啦！小朋友们，是不是觉得"五味"的知识也没那么深奥难懂呢？

其实，上面提到的麦芽糖、苦瓜、茶、乌梅、山楂、海带、酒和大葱，不仅仅是我们日常生活中常用的调味品和食材，还是能够治病的中药材呢！

不过，要想用食材和药材治病，光知道"五味"还不够，得弄明白它们的"药性"才行。

这里的"药性"就是"四气"！

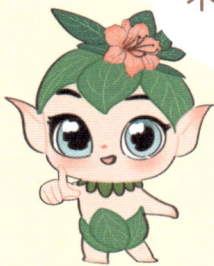

子规说知识

四气：又称四性，即寒、凉、温、热四种药性。

五味：中药五种基本功效的概括，即酸、苦、甘、辛、咸。

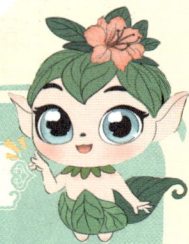

第二节
工作时的各司其 "经"

我们的身体就像一座城堡，身体的抗病力好比守城的士兵，疾病邪气就是外来的敌人。当敌人攻打城堡时，"中药朋友"就能帮助我们守护身体家园。

你知道这些中药是怎么同病邪作战的吗？

如果"四气"和"五味"决定了中药们的"性格"，那么"归经"就决定了中药们工作的岗位！

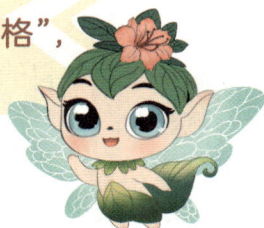

小朋友们，你遇到过下面这些生活场景吗？

感冒了，吃了对证的中药，额头、后背会发汗，然后感冒好了；

咳嗽了，吃了对证的中药，喉咙不那么难受了；

肚子疼了，吃了对证的中药，肚子不疼了；

爷爷奶奶的腰腿痛，吃了对证的中药，疼痛也缓解了。

这是怎么回事呢？

其实中药们在对抗病邪的时候也是有所分工的，它们各司其职。我们管中药负责的"岗位"叫作"归经"。

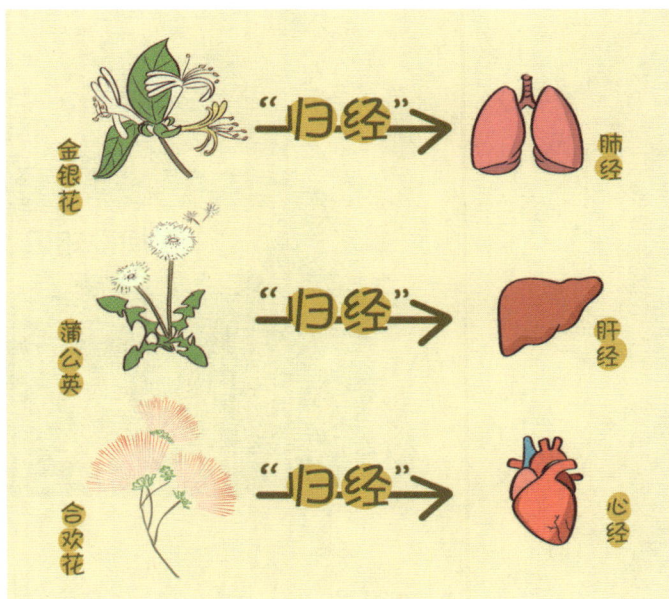

例如：生姜归胃经。受凉胃痛的小朋友喝上一碗姜汤，胃就不痛了。

大葱根部的葱白归肺经。感冒鼻塞的小朋友喝上一碗葱白煮的水，呼吸就通畅了。

治感冒的中药多归肺经，肺主皮毛，皮肤毛孔打开了，汗也发了，所以能退热、通鼻塞、止咳嗽。

治疗肠胃疾病的中药多归脾经、胃经，能帮助消化吸收、暖胃、滋润肠道，所以能止胃痛、解腹胀、改善便秘、助成长。

强壮筋骨的中药多归肝经、肾经，帮助睡眠的中药多归心经。

小朋友们，小小的一味中药，对症使用就能帮助我们打败病邪。它们各有"闪光点"，就像生活中我们每个人都有自己的个性和技能属性。工程师有建造技能属性，医生有治病救人技能属性，教师有教书育人技能属性等。大家协调有序地配合，才能一起把我们的国家建设得更加美好！

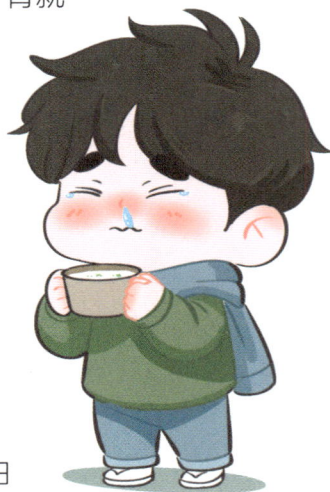

子规说知识

归经表示的是中药的作用部位。

归，是归属的意思；经，是脏腑经络的统称。

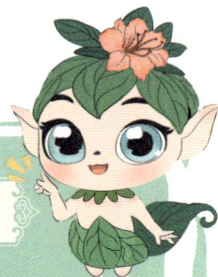

第三节
"升降浮沉"的行事风格

属于同一"归经"的草药有很多，但这些草药在对抗邪气的过程中所起到的作用却并不相同，这是为什么呢？

因为每味草药都有自己不同的"行事风格"！如向左、向右，向上、向下，向内、向外！

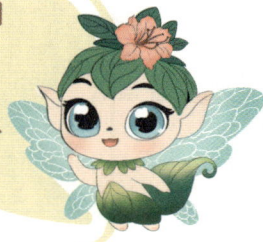

疾病邪气让身体生病的方式有多种。例如：头痛、牙痛的病势是向上的，泻痢、脱肛的病势是向下的，出汗无法自控的病势是向外的，四肢厥冷的病势是向内的。

为了将这些不正常的病势纠正过来，就需要有不同"行事风格"的草药出马了！

草药们的"行事风格"主要分为四种——升、降、浮、沉。

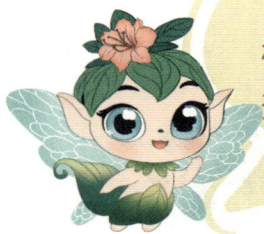

1. 升、浮

对抗病势向内、向下的邪气，需要"升""浮"系中药。例如：能透麻疹、治脱肛的升麻。

"升""浮"系中药通常具有辛味、甘味，性温或性热，质地较轻，例如：花朵、叶子、树皮、树枝等。

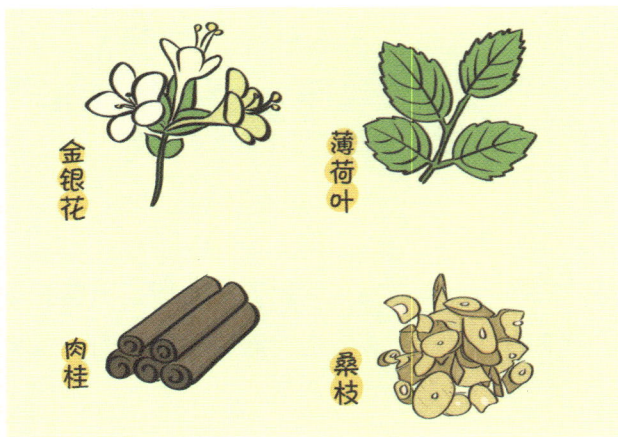

金银花　薄荷叶　肉桂　桑枝

2. 沉、降

对抗病势向上、向外的邪气，需要"沉""降"系中药。例如：能止呕吐、平咳喘的代赭石。

"沉""降"系中药通常具有酸味、苦味、咸味，性寒或性凉，质地沉重，例如：种子、果实、矿物、贝壳等。

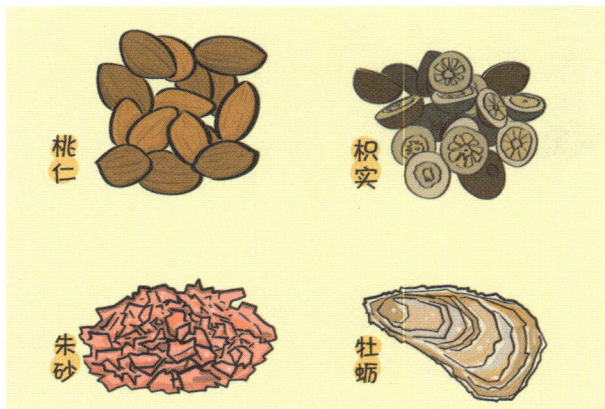

桃仁　枳实　朱砂　牡蛎

3. 一些特殊的中药

但是也有例外，比如厚朴花和旋覆花，虽然也是"花"，但"行事风格"却是向下沉降的，能够对抗向上、向外的邪气，降气止咳。

而蔓荆子和牛蒡子，虽然是"果实"，但"行事风格"却是向上升浮的，能够对抗向下、向内的邪气，疏散风热、清利头目。

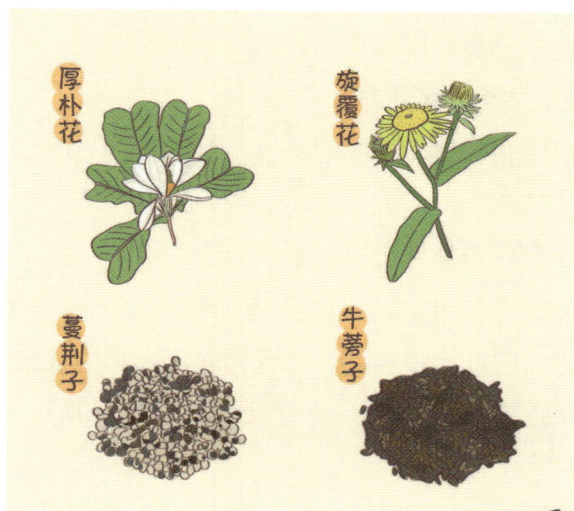

子规说知识

中药的升降浮沉是指药物在人体内的作用趋势。升是指上升，降是指下降，浮表示发散，沉表示收敛和泄利二便（大便、小便）。

第四节

令人困惑的"毒性"

俗语说"是药三分毒"，民间也有"治病吃药是以毒攻毒"的说法。但很多注重养生的人，却喜欢用草药来煲汤，日常生活中也偏爱吃些药食两用的食物。

中药到底有没有毒呢?

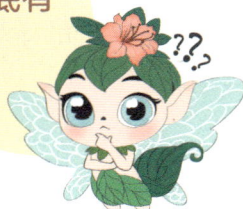

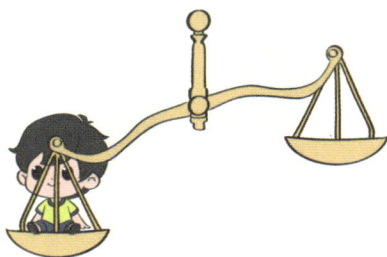

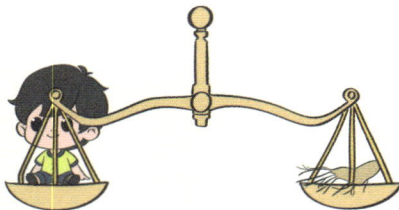

"毒"字的含义，古今有所不同。

中药里的"毒"指的是药物对人体的某种偏性太过，比如寒热温凉、升降沉浮、酸苦甘辛咸，都可以算作药物的偏性。

古人认为，**人之所以生病，是因为身体内的平衡被打破，出现了"偏颇"**，而药物之所以能治疗疾病，是因为它具有某种或某些特定的、有别于其他药物的偏性。用药物的"偏性"来纠正人体的"偏颇"，就能达到祛病强身的目的。

同时，为了区别药性猛烈的药物和药性温和的药物，古人依据药物"偏性"的强烈程度，将其分为"大毒""常毒""小毒""无毒"四类。

中药学巨著《神农本草经》根据有毒无毒的特点把药物分为上、中、下三品。专门用来治病的药物有毒，可以久服补虚的药物无毒。实际上我们可以通过《神农本草经》看出古人对中药毒性方面的认识也是有局限的。

后来，到了隋唐时期，"毒"的含义缩小了。"毒"或"有毒"专指药物对人体的毒害性，包括毒性、烈性、不良反应。

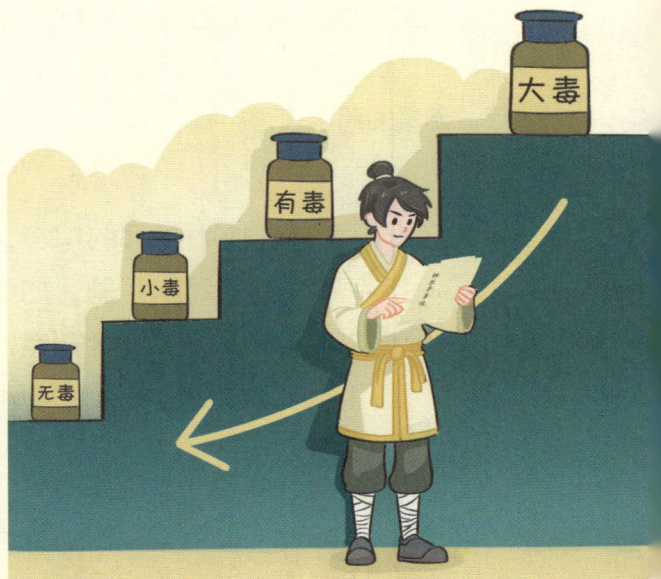

此时，凡标记"有毒"的药物，大多药效峻猛，容易毒害人体，安全性低。使用的时候用量较小或极小，如果使用不当，或稍稍过量，就会对人体造成伤害，轻者损害健康，重者致命。

唐代的《新修本草》和现在的药典在部分药物性、味之下标明的"大毒""有毒""小毒"多是指一些具有一定毒性或不良反应的药物。

例如：砒石、千金子、巴豆、芫花、乌头、马钱子等。有趣的是，有毒的药物对疑难病症的治疗往往有奇效。

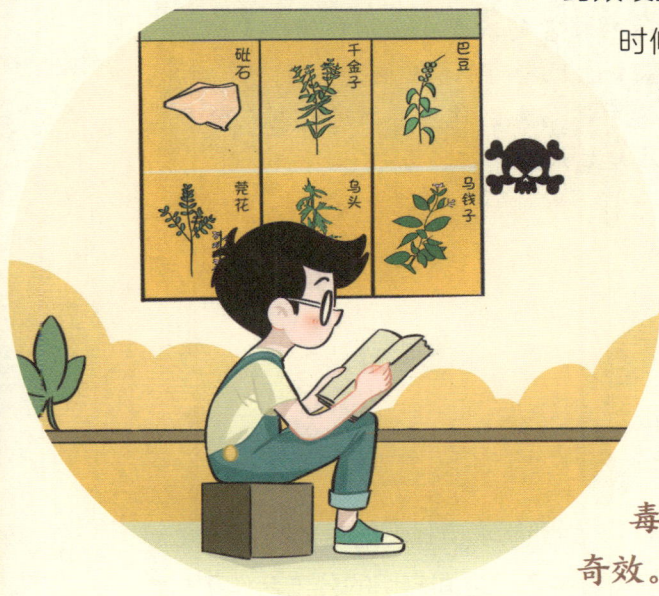

其实，**中药有毒无毒，关键是看能否对证治疗。**

古人说："药之害在医不在药。"只要对证治疗，有毒的药也安全；不对证治疗，无毒的药也有害。

离开专业中医师的指导，乱用或滥用中药非常容易出问题。如果在专业医生的指导下，按照安全剂量、用药时间服用，就会降低引发毒性的风险。

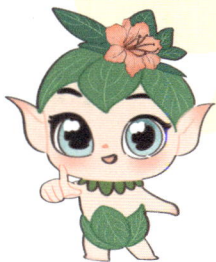

子规说知识

毒性，广义指药物的偏性；狭义指药物对身体的损害和不良反应。目前，我们常说的药物毒性指的是狭义概念。

有毒中药的毒副作用，通过炮制或配伍可以减轻或消除。

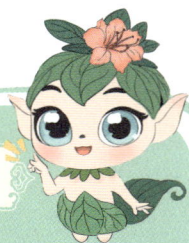

第五节

中药们的"分工合作"

俗话说"双拳难敌四手""独木不成林"，当邪气攻击我们的身体时，单凭一味药物很难"快速取得胜利"，这个时候就需要中药们之间密切的分工合作了！

中药合作时组成的"治疗小队"名叫"方剂"，也就是平时我们说的"药方""方子"。在方剂中，每味草药肩负的职责各不相同，整个方剂的组成也需要遵循一定的原则。

这个原则有个十分有趣的名字，叫作"君臣佐使"。

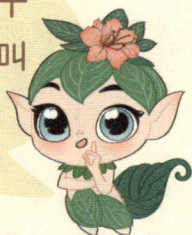

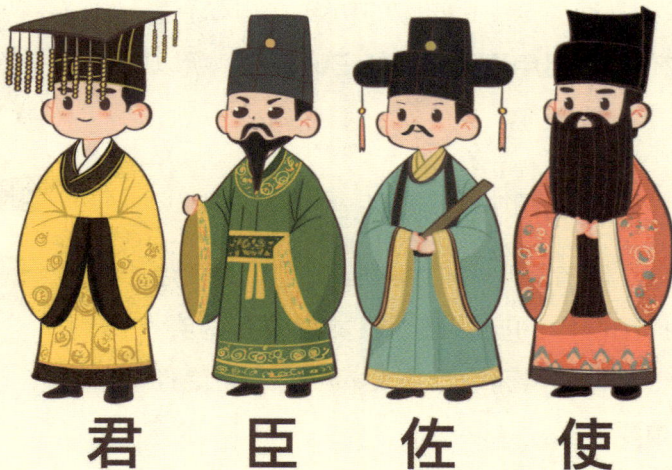

君　臣　佐　使

举个例子：

风寒邪气会让我们患上"风寒感冒"，出现发烧、怕冷、头痛、咳嗽、鼻塞、流清涕等症状。

这个时候如果我们去找中医大夫看病，他很有可能会派出由麻黄9克、桂枝6克、杏仁6克、甘草3克四味中药组成的麻黄汤"治疗小队"，来帮助身体打败风寒邪气。

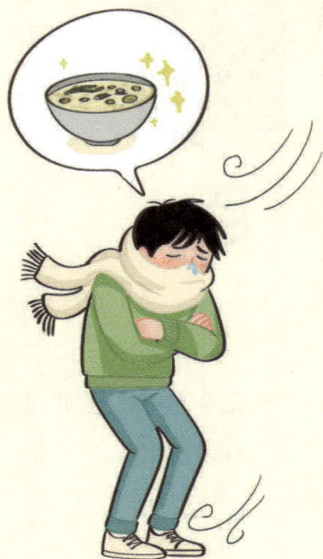

在麻黄汤"治疗小队"中，四名"战士"是怎样按照"君臣佐使"的原则进行分工合作的呢?

1. 君药

君药，是"方中君主"，也就是"治疗小队"的队长，对主要的病症起到主要的治疗作用，必不可少。

麻黄有发汗、散寒、通鼻窍、止咳嗽的功效，对风寒感冒能起到主要的治疗作用，且用量大于其他三味草药，所以肩负着"队长"的职责，是君药。

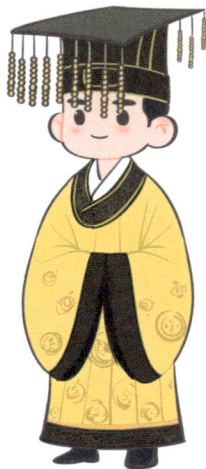

君

2. 臣药

臣药，是"方中宰相"，也就是"治疗小队"的副队长。职责主要有两类：一是帮助君药治疗主要病症，二是治疗重要兼证。

麻黄汤"治疗小队"中的桂枝，就兼具了这两类职责，既能帮助君药麻黄散寒，又能治疗感冒的重要兼证——头痛。

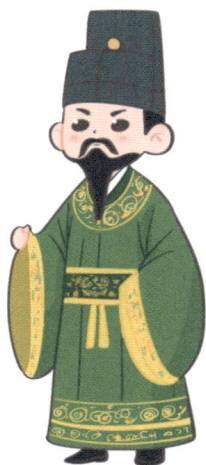

臣

3. 佐药

佐药，是"辅佐之臣"，也就是"治疗小队"的分队长。职责主要有三类：

一是"佐助药"，负责配合君药、臣药来加强治疗作用，或者直接治疗次要兼证。

麻黄汤"治疗小队"中的杏仁，就是"佐助"君药麻黄平喘的。

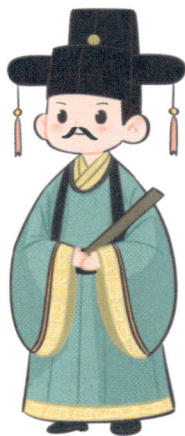

佐

二是"佐制药"，在"治疗小队"中负责减弱或消除君药、臣药的毒性。

例如：在有半夏的方子里加生姜，目的是用生姜来减轻半夏的毒性。

三是"反佐药"，在"治疗小队"中唯一勇于"顶撞"队长的人，它的性、味与君药相反，负责在适当的时机和君药"唱反调"。

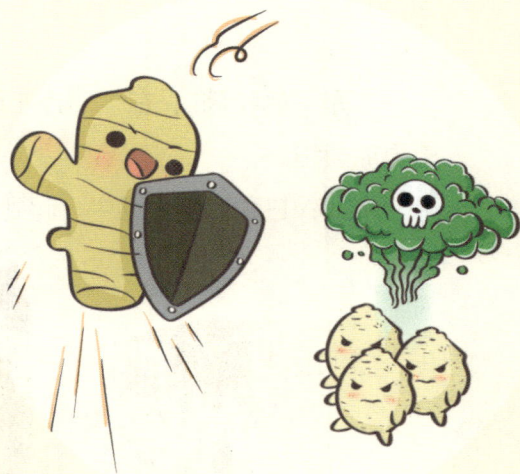

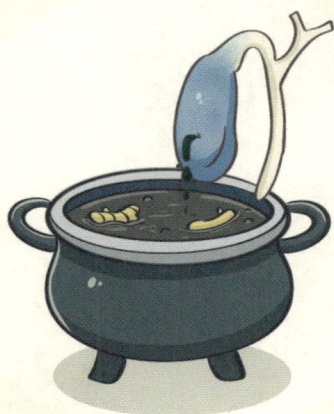

例如：当患者病得非常严重时，会出现"拒药"——也就是吃不下去药的情况，此时就需要使用"反佐"的药物，避免患者"拒药"。

例如：在使用大量辛热的附子、干姜时，加入少量苦寒的猪胆汁。

4. 使药

使药，职责主要有两类：

一是"引经药"，在"治疗小队"里担任引路兵，负责把整个方子的药效送到疾病所在的地方。

例如：桔梗是治疗咽喉疾病的引经药。

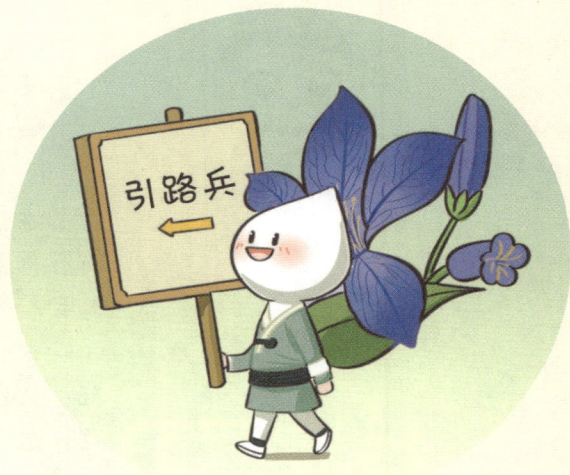

二是"调和药"，在"治疗小队"里担任和事佬，负责让整个方子药效和口感更加柔和。

例如：甘草在麻黄汤中，起到的就是调和诸药的作用。

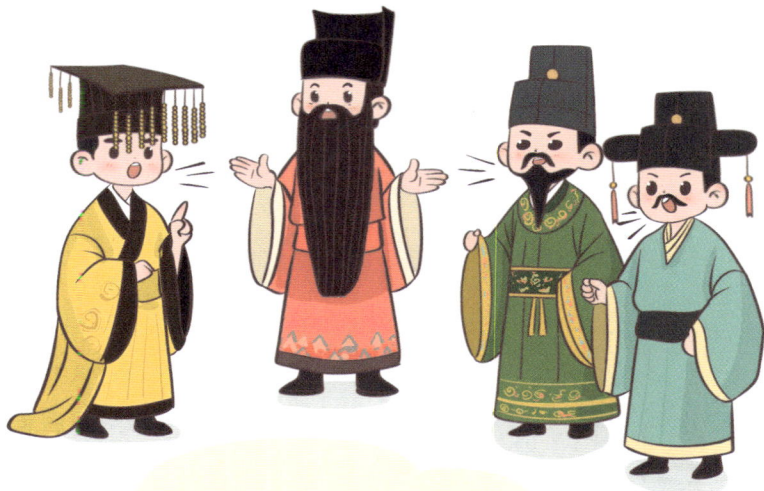

用药如用兵，用医如用将。方剂中每一味中药都各司其职，才能达到"增效减毒"的目的，这就是方剂君、臣、佐、使配伍的意义所在。

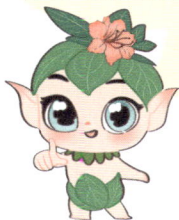

子规说知识

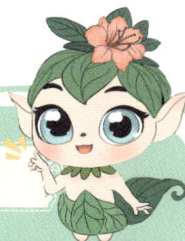

在组织不同作用的药物给患者治疗时，必须符合严密的基本结构，即君、臣、佐、使的组方形式。

这一基本结构的理论依据最早见于《黄帝内经》："主病之谓君，佐君之谓臣，应臣之谓使。"这一组方的形式已被历代医家使用了几千年。

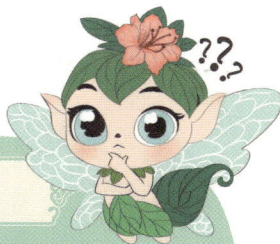

子规的疑问

小小的花草通过独特的性味归经，彼此密切配合组成方剂，就能够帮助我们恢复健康，实在是太神奇了！

可是，我们平时在药店里看到的中药并不是花花草草原本鲜活的样子呀！从在野外恣意绽放的花草，到成为治病救人的良药，中间需要经历哪些磨砺和变化呢？

花草能治病这件事最早是谁发现的呢？关于这些花草，还有哪些美丽的故事呢？

答案就在下一章——《中药的"上下五千年"》！

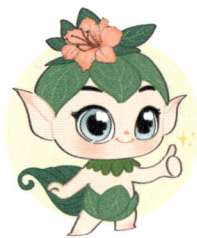

第三章

中药的 "上下五千年"

花草树木也可以治病？这么神奇的事情是谁最早发现的？

　　粮食酿造的酒，最早的作用竟然是疗伤？

　　《诗经》中，用来寄托深深情思的花草竟然也是药？

　　小朋友们，让我们顺着历史长河，从那些泛黄的古卷中寻找这些问题的答案吧！

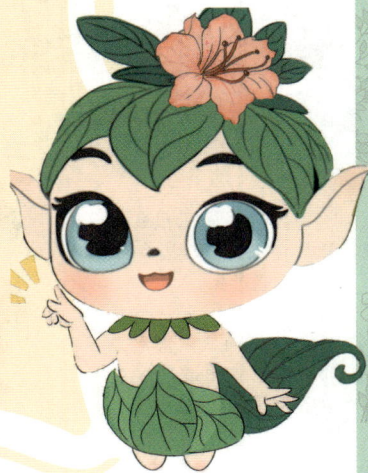

第一节
时间长河里的"中药珍珠"

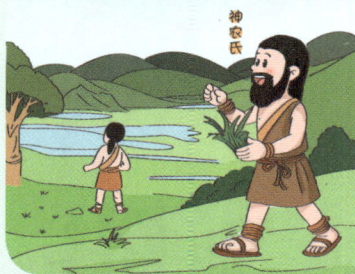

远古时期，神农氏为了部落的温饱四处寻找食物。在不断地尝试下，他发现有些植物可以充饥，有些植物可以缓解疾病带来的痛苦，有些植物有毒副作用。

"治病草"的雏形也逐步形成。

殷商时期人们用烟熏对抗疫情的流行，出现了"艾"的记载。

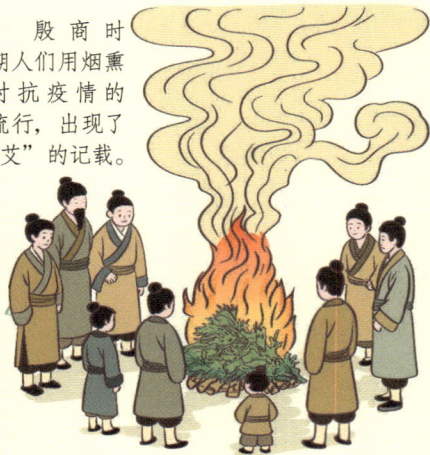

夏朝人们在粮食发酵后意外地发现了酒，酿酒工艺产生。

人们还发现，饮酒能缓解疼痛。人们对酒的了解为使用酒精消毒杀菌奠定了基础。

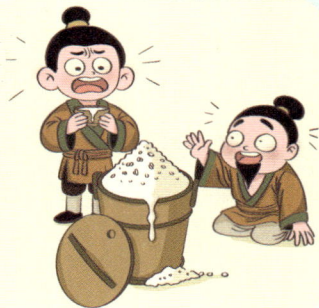

商周时期人们信鬼神、认天命，巫医同源。

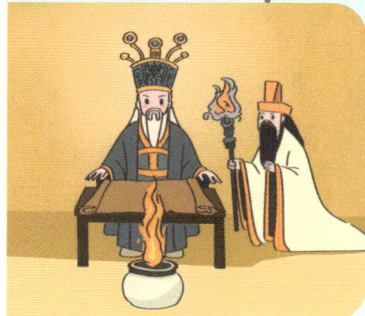

《诗经》收集了西周初年至春秋中叶（前11世纪至前6世纪）的诗歌。

《诗经》中收录了100多种动植物。

《诗经·小雅》记载："呦呦鹿鸣，食野之苹。"苹，即"艾蒿"。

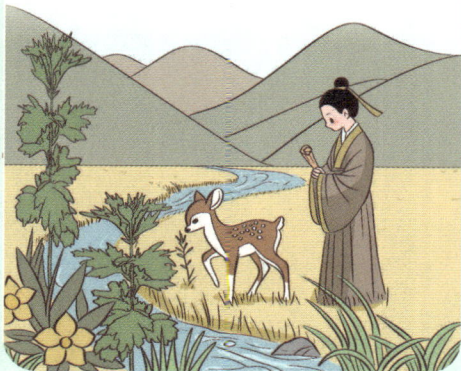

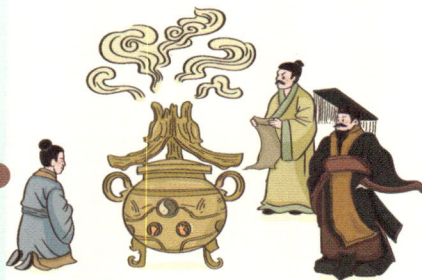

秦始皇对于长生不老的追求促进了炼丹技术的提升，在药物剂型改变、药物间的相互作用、临床应用等方面积累了大量的经验，也对现代药物分析和药理研究有着深远的意义。

河北省石家庄藁城县遗址出土的桃仁、郁李仁等是距今3400多年殷商时期的中药实物。

同时期，药酒也开始兴盛并在市场上进行流通。

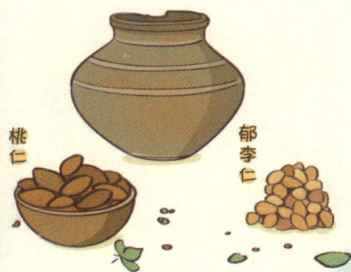

桃仁

郁李仁

西周时期

《周礼》载述："医师掌医之政令，聚毒药以供医事。"说明先秦时期中药的使用已经相当普及。

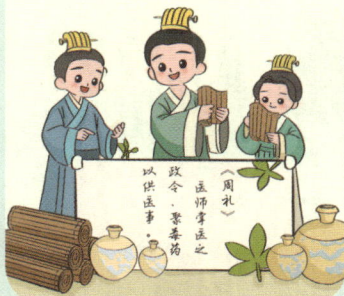

《周礼》
医师掌医之
政令，聚毒药
以供医事。

小朋友们猜一猜这里的"毒药"是我们之前讲过的哪个意思？

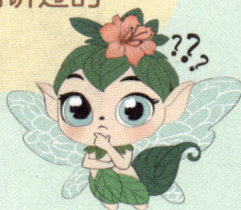

醫

醫

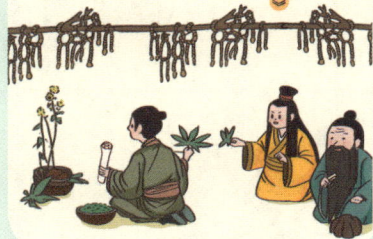

周朝后期"醫（yī）"代替了"毉（yī）"，这代表着医药科学战胜巫术迷信的阶段性胜利。

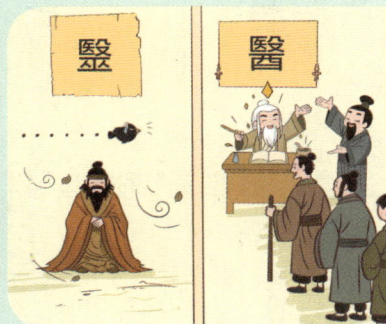

《山海经》被称为"上古社会生活的百科全书"，意外保留了许多当时的中医药信息。

编撰《山海经》

西汉《二十四孝》中第七孝是汉文帝为母亲"亲尝汤药"的故事，后来成为传世佳话。中药，成为国之君主关注的对象，促进了中医药在当时的发展。

《二十四孝》亲尝汤药

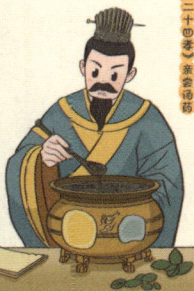

马王堆西汉墓出土《五十二病方》载药达247种，印证了中药以本草为主包含部分动物与矿物的事实。

书中载方283个，说明当时已有多种药物之间的混合应用，且剂型丰富，包括汤、散、丸、酒浆等。并且也有药物的煎煮方法、服用方法，以及用药禁忌。书中很多药物的功效和适应证都与后世医药文献和临床实践基本吻合。

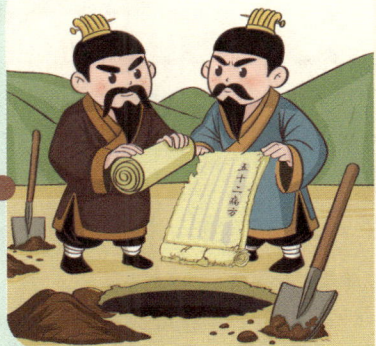

五十二病方

医学巨著《黄帝内经》奠定了中药四气五味和归经理论。

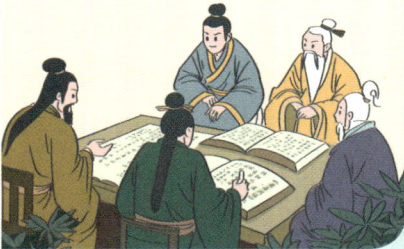

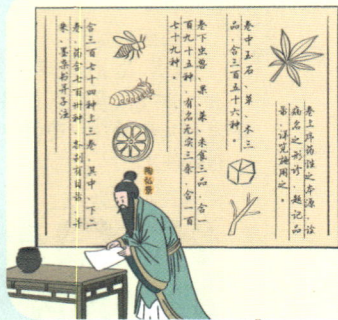

晋代医家陶弘景著《本草经集注》，载药730味，第一次以玉石、草木、虫、兽、果、菜、米食分类，是我国中药学发展史上的里程碑。

东汉时期的《神农本草经》全面总结了药物的四气五味、毒副作用、用法用量、服用方法、剂型使用等，收录中药365种，是我国最早的药学专著。

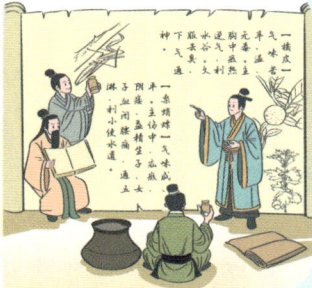

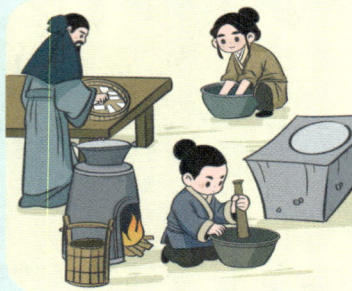

南北朝刘宋时期的雷敩（xiào）撰写了最早的中药炮制学专著——《雷公炮炙论》。

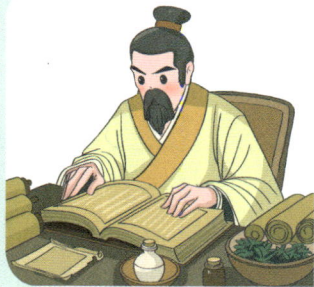

宋代唐慎微对《证类本草》进行三次大的修定整理。

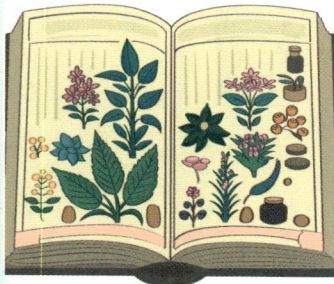

明代太医院在宋代《证类本草》之上编著了《本草品汇精要》，绘制了精美彩图，是大型的国家中药专著。

宋仁宗嘉祐年间，在《开宝本草》基础上拾遗补阙，并编绘《图经本草》《证类本草》。

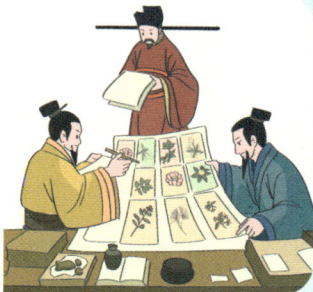

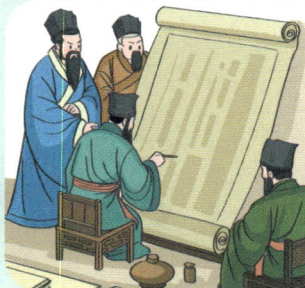

宋代官修《太平惠民和剂局方》是我国首次以国家层面修订的方书，其中一些经典的方剂一直沿用至今。

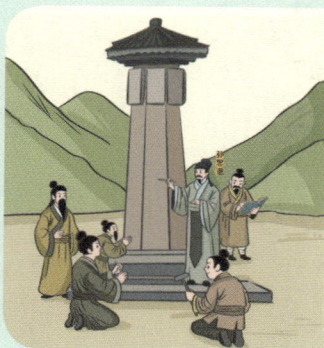

隋唐时期的药王孙思邈(miǎo)《千金方》中，记载了519种道地药材，还在233种植物药后注明了应当何时采花、采茎、采叶、采根、采果，并推崇食疗为先，为药食同源学说奠定了基础。

小朋友们，你知道吗？《新修本草》是世界上最早的药典，比欧洲纽伦堡药典还要早800多年！

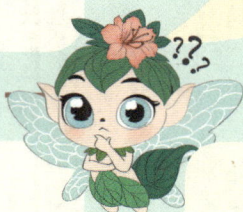

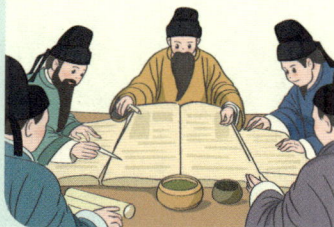

唐代李勣(jì)、苏敬等著《新修本草》（《唐本草》），是世界上最早由政府颁布的国家药典。

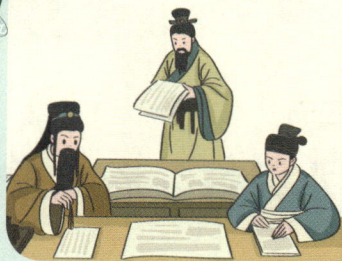

北宋太祖赵匡胤在开国初期以全国之力成就北宋的第一部官修药典《开宝重定本草》。

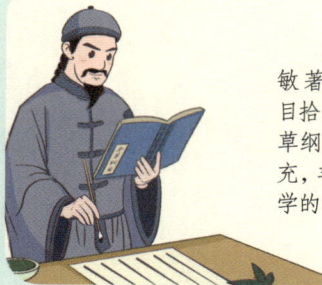

清代赵学敏著《本草纲目拾遗》对《本草纲目》作了补充，丰富了中药学的内容。

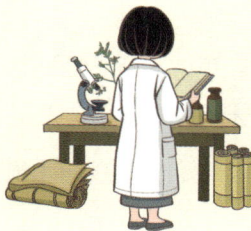

2015年中国女科学家屠呦呦获诺贝尔生理学或医学奖，成为第一位获得诺贝尔科学奖项的中国本土科学家。

她的主要贡献是发现抗疟新药青蒿素和双氢青蒿素。

她的灵感来源于晋代葛洪所著的《肘后备急方》："青蒿一握，以水二升渍，绞取汁，尽服之。"

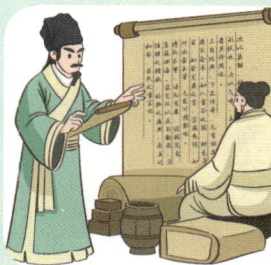

明代的药学巨匠李时珍花费近30年走遍大江南北，深入民间，集16世纪之前药学之大成，编撰了《本草纲目》，被誉为"东方药学巨典"。

1999年国家中医药管理局主持编撰的《中华本草》是迄今为止，收录药物种类最多的综合性中药专著，集中反映当代中国中药最高和最新水平。

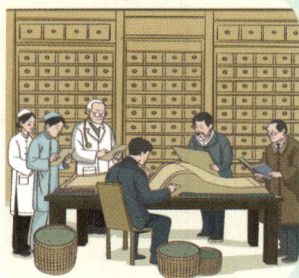

子规说知识

　　"本草"一词始见于《汉书·郊祀志》，在《说文解字》中释义为"治病草"，后来被用作中药的代称。中药以草本植物药为主，所以也被称为"本草"。

　　2011年《本草纲目》和《黄帝内经》成功入选《世界记忆名录》，寓意着国际社会对中医药文化价值的广泛认同。

第二节

入水见性，浴火重生

　　服用过中药或见过家里人服用中药的小朋友都知道，大部分中药都要经过水的煎煮才能够充分发挥药效，而且药店里买来的中药也并不是新鲜的花花草草，它们大多都是干巴巴的。

　　为什么要把新鲜的花草变得干巴巴呢？

　　为什么中药需要煎煮才能服用呢？

　　快来和子规一起去探索"炮制"的奥秘吧！

　　中药必须经过炮制之后才能入药，这是中医用药的特点之一。

　　中药炮制是根据中医药理论，依照用药的需要和药物自身性质，以及配方、制剂的不同要求，所采取的一项制药技术。

　　花花草草们在成为中药之前，可是要经过一番"水与火的考验"呢！

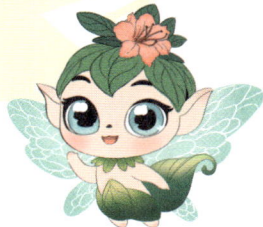

1. 炮制方法

炮制的方法有哪些呢?

1）洗

将原药放在清水中，经过洗涤去除药物表面的泥沙杂质，从而达到洁净的目的。

需要注意的是，药物浸洗的时间不要过长，防止有效成分溶于水中。

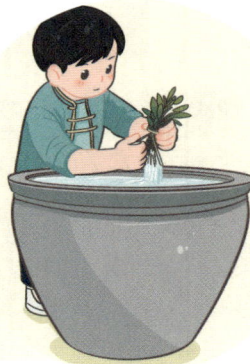

2）漂

有些有腥气的中药材，例如：龟甲、鳖甲、乌贼骨。

有些有咸味的中药材，例如：昆布、海藻等。

还有些有毒性的中药材，例如：乌头、附子等。

在处理这些药材时，可以利用大量清水反复浸漂，以漂去这些气味或减少毒性。

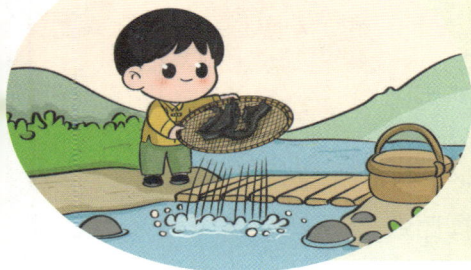

3）泡

用药物汁水浸泡以降低原药的烈性或刺激性。

例如：用甘草水浸泡远志、吴茱萸等。

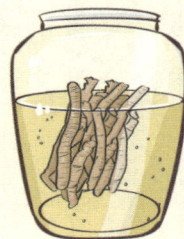

4）渍

在药物上喷洒少量清水或其他液体，让水渐渐渗透药物，使药物柔软，便于切片。

这种方法适用于浸泡后药性容易流失的药材，也可增强药物特定疗效或改变药物的某些特性。

例如：酒渍大黄。

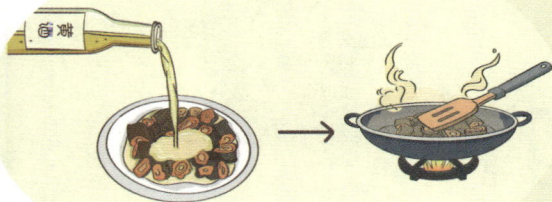

5）水飞

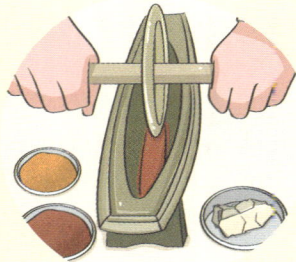

将药材研成粉的方法之一，适用于矿石和贝壳类不易溶解于水的药物。

例如：朱砂、炉甘石、雄黄等。

水飞目的是使药物粉碎得更加细腻，便于内服和外用。

在水飞前先将药物打成粗末，然后放在研钵内和水同研，倾取上部的混悬液，然后再将沉于下部的粗末继续研磨。这样反复操作，直至细粉没有颗粒感。

水飞还可防止粉末在研磨时四处飞扬，以减少药材的损耗。

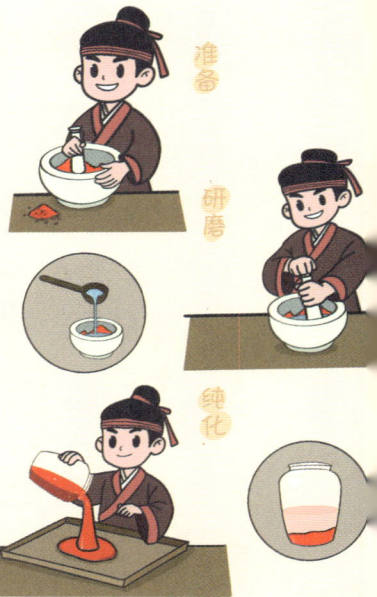

准备

研磨

纯化

6）煅

将药物通过烈火直接或间接煅烧，使其质地松脆，易于粉碎，便于充分发挥药效。

直接烧：又称明煅，适用于矿石和贝壳类不易碎裂的药物，例如：磁石、牡蛎等。

将药材放在铁丝筛网上，置于无烟的烈火中煅烧，煅的程度视药物性质不同而定。矿石类药物必须煅至红色；贝壳类药物则煅至微红冷却后呈灰白色。

间接烧：又称焖煅，适用于少数体轻质松的药物。例如：棕榈、人的头发等。

将药材放在大铁锅内，另用较小铁锅覆上，用盐泥固封锅边，小铁锅上压一重物，不使漏气，置火上，烧至滴水于小铁锅上立即沸腾，或以白纸贴于小锅上当即烤焦，待冷却后取出药物。

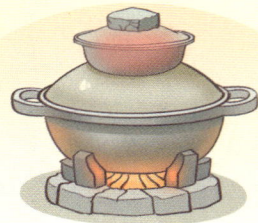

7）炒

炮制加工中常用的一种加热法，是将药物放于锅内加热，用铁铲不断翻动，炒至一定程度后取出。

清炒：不加辅料，用文火将药物炒至微焦，发出焦香气味为度。

麸炒：将切片后的药材与麸皮同炒，拌炒至药物呈微黄色为度。

以上两种炒法，主要目的是缓和药性。

此外，还有酒炒、醋炒、姜汁炒，等等。

炒炭：用较旺的火力，将药物炒至外焦似炭、内里老黄色或棕褐色，但又不成灰。

"炒炭存性"多为增加药材的收涩作用。

8）炮

炮与炒炭基本相同，但炮要求火力猛烈，操作动作要快，这样可使药物通过高热达到体积膨胀的目的。

例如：干姜加工成炮姜炭。

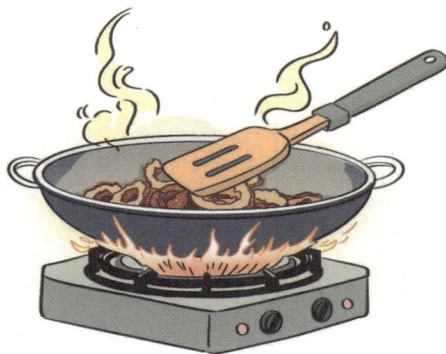

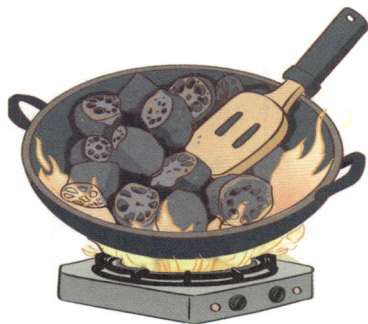

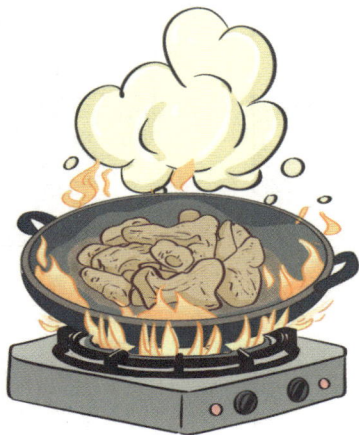

炮制的药物通常需要切成小块。

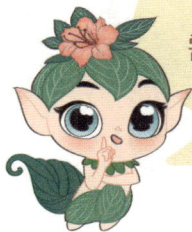

9）煨

常用的煨法是将药物用草纸包裹二三层，然后放在清水中浸湿，再放置在文火上，煨至草纸焦黑，内里的药材熟后取出。

例如：煨生姜。

煨能缓和药性和减少不良反应。

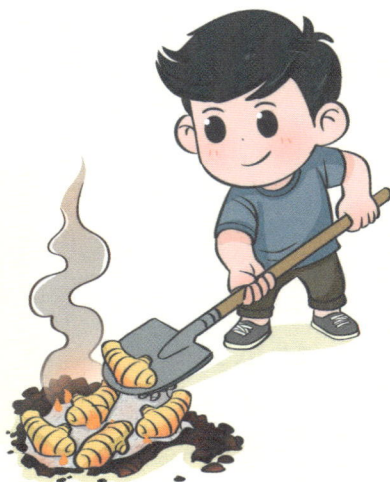

10）炙

将药物加热拌炒的一种方法。

蜜炙：加炼蜜拌炒。

先将铁锅、铲刀用清水洗净、擦干，烧热铁锅，倒入炼蜜，待蜜溶化后略加清水，然后放入药物反复拌炒，炒至蜜汁吸尽，再喷洒少许清水炒干，以药物不粘手为度。

例如：炙紫菀、炙黄芪、炙甘草等。

药物用蜜炙，是取其润肺、补中及矫味的功效。

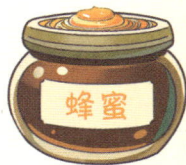

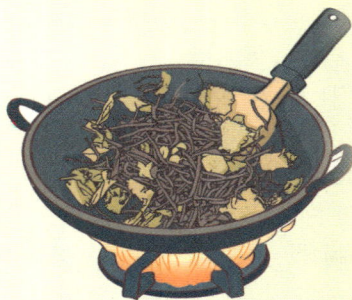

砂炙：用铁砂与药物拌炒。

先将铁砂炒热呈青色，倒入药物拌炒，至松胖为度，取出，筛去铁砂。

例如：龟甲、鳖甲等经过砂炙后变得松脆，易于煎取药汁，或研粉制丸。

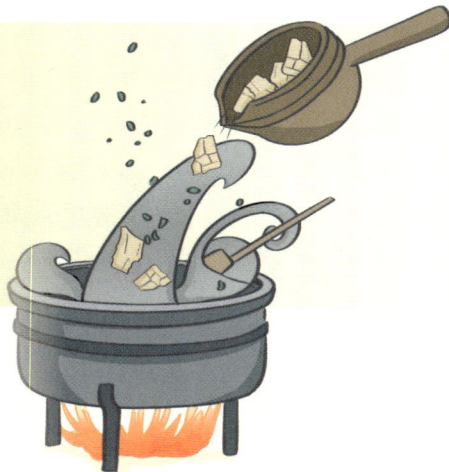

11）烘与焙

烘与焙都是用微火加热使药材干燥的方法。

"烘"是把药物放在烘房或烘柜内，使药物干燥而不焦黑。例如：菊花、金银花等。

"焙"是把药物放在净瓦上或锅内焙燥，但不使其烧焦。烘的热力比焙要弱一些。

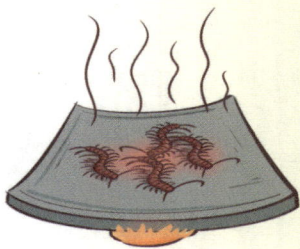

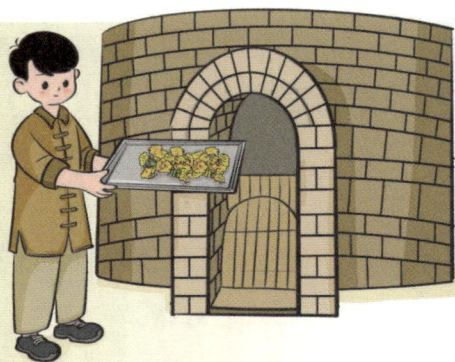

12）蒸

利用水蒸气蒸制药物称为蒸。

与煮的不同之处：蒸必须隔水加热。

蒸的作用主要是能使药物改变其原有性能。例如：生大黄有泻下的功效，经蒸制可用于清化湿热、活血祛瘀。

另外，蒸还有矫味作用。例如：女贞子、五味子等经过蒸制能减少原有的酸味。

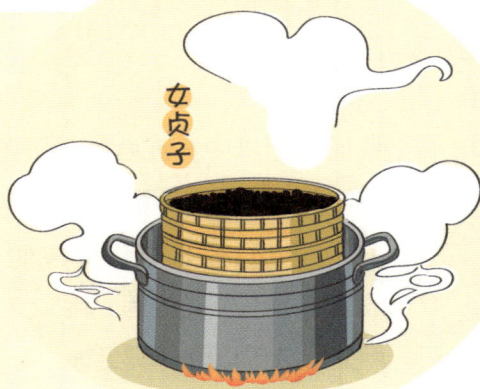

女贞子

13）煮

将经过整理及洗净的原药材，放在锅内用清水与其他辅助药料同煮至熟透。

例如：附子、川乌原本有剧毒，但与豆腐同煮后可减弱毒性。

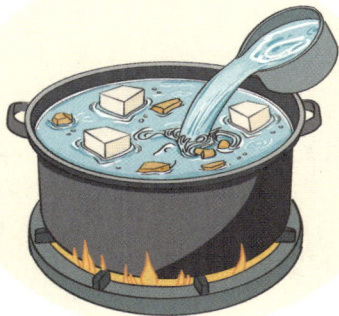

14）淬

将药物煅烧变红后，趁热投入醋或其他药物所煎的浓汁中，使药物酥脆的方法。

例如：醋淬自然铜、鳖甲、代赭石，黄连煮汁淬炉甘石。

淬法除了能使药物酥松易于粉碎外，还能使吸收药汁的药物改变其原有性能！

例如：经黄连汁淬过的炉甘石，其原本的温性减弱，增强了清热明目的功效。

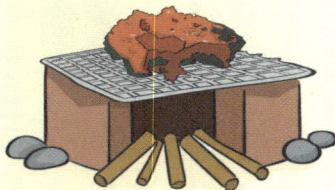

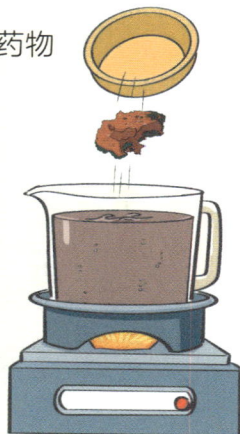

2. 文火与武火

我们在煎煮中药或者是煲汤的时候，经常会听到"文火""武火"的说法，那么，什么是"文火"和"武火"呢？

文火，是指在煎煮药物的时候，采用小火慢慢熬。

通常味厚滋补类的药，用文火久煎有助于药效成分慢慢融入水中；有毒性的药，用文火久煎以降低其毒性。

武火，是大火、猛火的意思。

治疗外感病，发汗解表的药，宜用武火急煎。

3. 剂型

经过炮制，药材就变成了我们在药店里面看到的样子，这时它们被称作"中药饮片"。

中医大夫运用这些饮片"排兵布阵"组成方剂，帮助患者治愈疾病、抵抗邪气。

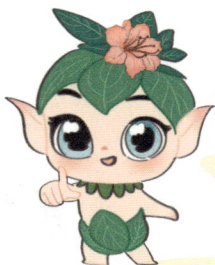

小朋友们有没有注意到，并不是所有的中药都要煎成汤的。例如：助消化的大山楂丸，就是药丸的样子；"三伏贴"是药膏的样子；枇杷止咳露是糖浆的样子。

根据患者的病情和药物的特点把方剂制作成一定的形态，称为剂型。

方剂都有哪些剂型呢？

1）汤剂

汤剂，是将药物饮片加水或酒浸泡后，再煎煮一定时间，去渣取汁制成的液体，古时候称为汤液。

汤剂有吸收快、药效发挥迅速、调整药物方便的特点。

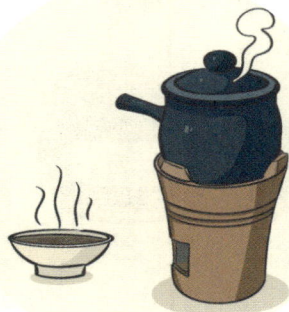

2）散剂

散剂，是将药物粉碎，混合均匀做成粉末状的制剂，分为内服和外用两类。

内服的散剂一般为细粉，用温开水冲服。

例如：参苓白术散。

外用的散剂一般用来外敷、点眼或吹喉。

例如：生肌散、冰硼散等。

散剂的特点是制作简便、吸收较快、节省药材、便于携带和服用。

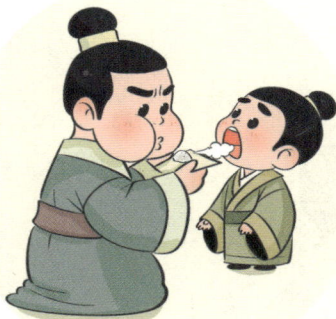

3）丸剂

丸剂，是将药物研成的细粉或药物提取物加适宜的黏合剂制成的球形固体剂型，分为蜜丸、水丸、糊丸、浓缩丸等。

例如：大山楂丸、六味地黄丸等。

丸剂的特点是吸收较慢，药效持久，节约药材，便于服用和携带。

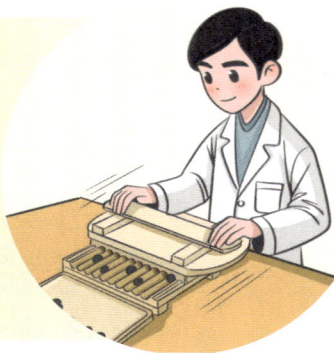

4）膏剂

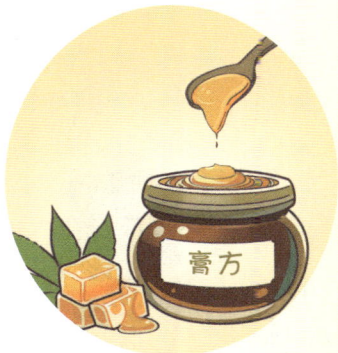

膏剂，是将药物用水或植物油煎熬去渣后制成的剂型，有内服和外用两种。

煎膏又称膏滋，是将药物加水反复煎煮，去渣浓缩后加炼蜜或炼糖制成的半液体剂型，口味甜美，有滋润补益的作用。

一些中医医院在冬季开展"膏方文化节"活动，就是利用冬季适合进补的时机，用煎膏调理人们的身体。

煎膏的特点是体积小，含量高，便于服用。

软膏又称药膏，是将药物细粉与适宜的基质制成具有适当稠度的半固体外用制剂，多用于皮肤、黏膜或创面。

例如：三伏贴。

软膏的特点是药效可以慢慢吸收，持久发挥疗效。

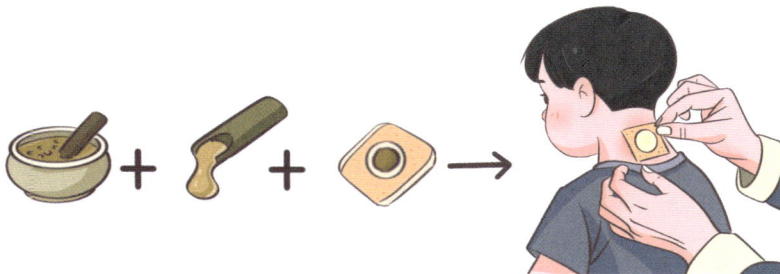

　　硬膏又称膏药，古时候称为薄贴，是用植物油将药物煎至一定程度，去渣，再煎至滴水成珠，加入黄丹等搅匀冷却制成的硬膏。

　　使用的时候将硬膏加温摊涂在布或者是纸上，软化后贴在患处或穴位上，可以治疗局部疾病和全身性疾病。

　　例如：狗皮膏、暖脐膏等。

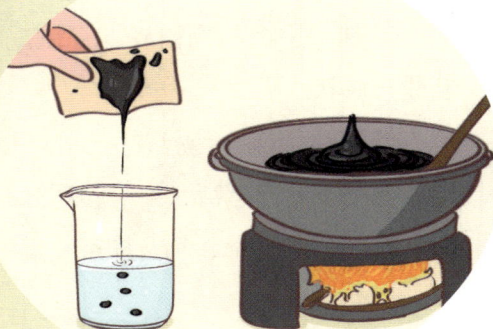

5）酒剂

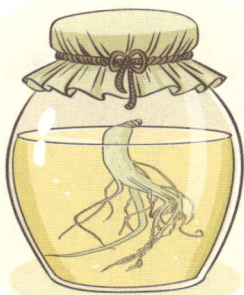

　　酒剂，又称药酒，古时候称为酒醴（lǐ），是将药物用白酒或黄酒浸泡，或加温隔水炖煮，去渣取液，供内服或外用。

　　酒有活血通络、易于发散和助长药性的作用，这类剂型通常用于祛风、通络和进补。

　　例如：风湿药酒、参茸药酒、五加皮酒等。

6）丹剂

　　丹剂有内服和外用两种。

　　内服丹剂没有固定剂型，有丸剂也有散剂。以药品贵重或药效显著而得名。

　　例如：至宝丹、活络丹。

　　外用丹剂，也叫作丹药，是用某些矿物类药物经高温烧炼而制成。通常用来研粉涂擦疮面，治疗疮疡痈疽。

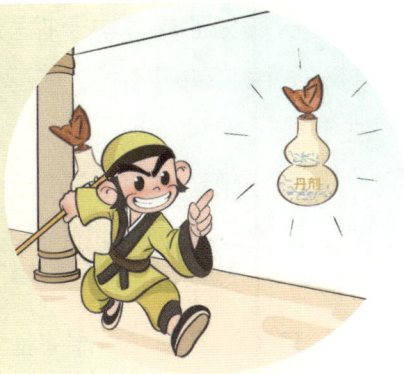

7）茶剂

茶剂，是将药物粉碎加工制成粗末，或加入适宜的黏合剂制成方块状。

使用时用沸水泡汁或煎汁，不定时饮用。多用于治疗感冒、食积腹泻等。

例如：午时茶、刺五加茶、养颜茶等。

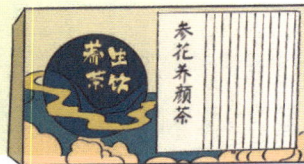

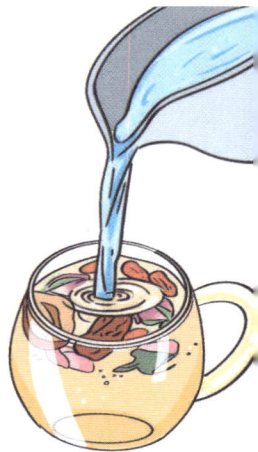

8）露剂

露剂也称药露，多用新鲜、含有挥发性成分的药物，用蒸馏法制成的、具有芳香气味的澄明水溶液，一般作为饮料或清热解暑剂。

常用的露剂有金银花露、青蒿露等。

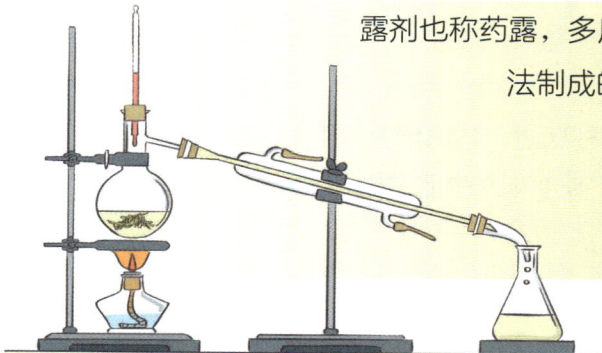

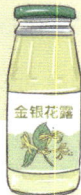

9）配方颗粒

配方颗粒，是一种当代研发的新剂型。

日常生活中，由于抓药、熬药的时间较长，患者使用不便，于是，配方颗粒诞生了！

配方颗粒是将中药饮片进行炮制、提取、浓缩，制成像冲剂一样的颗粒，再配送到医院，供医生使用。

有了配方颗粒，患者服药时只需用开水冲泡即可，非常方便快捷！

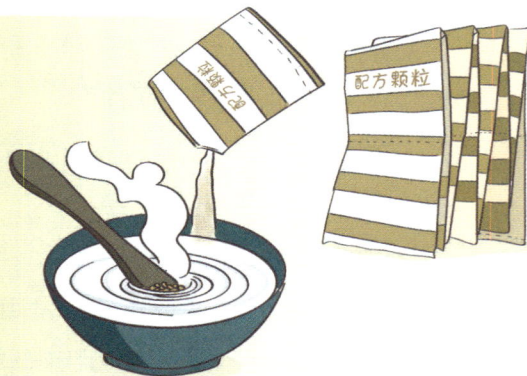

10）其他剂型

除了前面提到的剂型，还有锭剂、条剂、线剂、栓剂、冲剂、片剂、糖浆剂、口服液、注射液、胶囊剂、灸剂、熨剂、灌肠剂、气雾剂等。它们各有特点，方便中医大夫根据患者的病情选择使用。

子规说知识

早在《黄帝内经》中就有汤、丸、散、膏、酒、丹等剂型。

明代《本草纲目》所载剂型已有40余种。

中华人民共和国成立以来，制药工业又研制了许多新的剂型。例如：片剂、冲剂、注射剂等。

2016年8月5日，国家药典委员会全面启动中药配方颗粒国家标准研究，中药配方颗粒国家标准的研究与制订，对于推进中医药的现代化进程具有重要意义。

第三节

中药故事知多少

在几千年的中药发展过程中，发生过很多感人、有趣的故事。

小朋友们，快来和子规一起去看看吧！

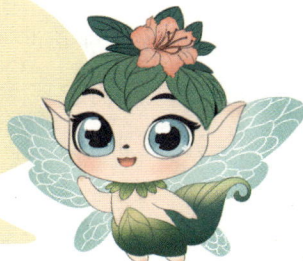

1. 神农氏尝百草

新石器时代，有个善于农耕的姜姓部落。这个部落的首领就是我们熟知的炎帝神农氏。

神农氏为了让族人过得更好，常在险峻的大山中采集可以食用的植物，用藤条和木头搭起架子爬到人迹罕至的高处，尝遍百草。渐渐地，他发现有五种谷物吃了之后可以充饥，它们是分别是麦子、稻、谷子、高粱和大豆，后来统称为"五谷"。

神农氏还发现了一种神奇的矮树丛，吃下这些矮树丛上的小嫩叶后感觉整个人都很清爽，还能够缓解因误食其他毒草带来的不适，他给这种小嫩叶取名为"茶"，并随身携带用来解毒。

经过日复一日、年复一年的探索，神农氏和他的族人们发现了几百多种能够疗伤治病的草药。这些草药有的能够补养身体，有的可以缓解疼痛，有的则药性猛烈，治病的同时还会让人感觉不适。

后来，神农氏在品尝一株小草时中毒。这株小草的毒性太剧烈了，神农氏还没来得及用茶解毒就去世了。

神农氏虽然不在了，但他的探索实践精神和积累下来的中药知识却代代相传，为中药的发展种下了希望的种子。

到了东汉时期，人们开始主动收集、整理中药文献资料，并结合当时的用药经验编写了我国第一部药学专著，为了纪念神农氏，人们将这部著作命名为《神农本草经》。

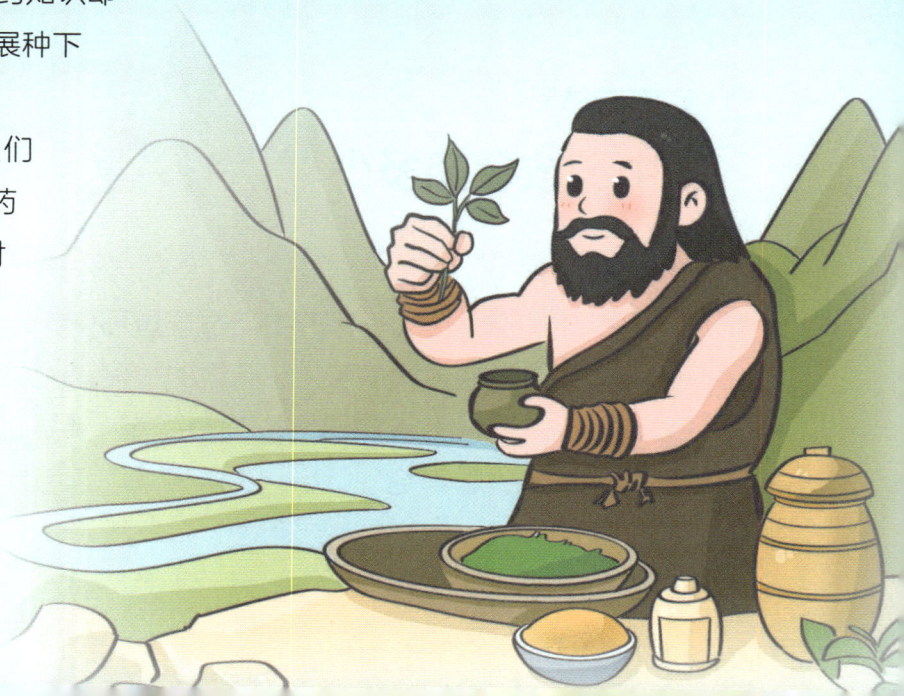

《神农本草经》全面总结了药物的四气五味、毒副作用、用法用量、服用方法、剂型使用，收录中药 365 种。该书第一次对中药进行了全面总结，是我国最早的药学专著。

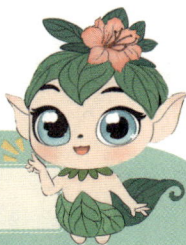

子规说知识

传说姜姓部落的首领因为懂得用火而得到王位，所以被称为炎帝。

从神农开始，姜姓部落共有九代炎帝，神农生帝魁，魁生帝承，承生帝明，明生帝直，直生帝牦（máo），牦生帝哀，哀生帝克，克生帝榆罔（wǎng），传位五百三十年。

2. 从"毉（yī）"到"醫（yī）"之路

小朋友们，你们认识这两个字吗？

"毉"和"醫"都是我们"医"的古汉字。

仔细观察这两字，我们会发现，它们的底部一个是"巫"，一个是"酉"。

可千万不要小看这一点点的区别，其中可大有故事呢！这个故事还和现在大人们经常喝的一种饮品有关！

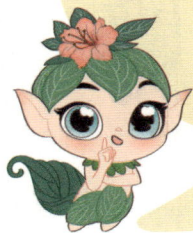

原始社会末期，人们对风雨雷电，以及疾病、死亡等许多自然现象的认知有限，产生了恐惧、疑惑和不解。于是出现了对自然、对祖先、对鬼神的崇拜。

然后，一种能与鬼神相通的特殊职业便产生了。

这就是"巫"。

每当人们生病时，都会由巫举行仪式，进行占卜，向上天或者祖先祈求，以期盼痊愈。

有些巫不仅占卜吉凶、祷告祈求，还会使用一些原始的药材为他人治疗疾病，因此他们又被称为"巫医"。

"毉"字便由此而来。

殷商时期，巫术、巫医居于统治地位。医药掌握在巫师手里，国家机构中设置了大祝、大卜、司巫等神职官员。巫享有崇高的地位。

西周时期，巫开始走下坡路。人们对巫已经不如商代时那么推崇。巫和医开始有分离的趋势。医学向"鬼神致病说"提出挑战。

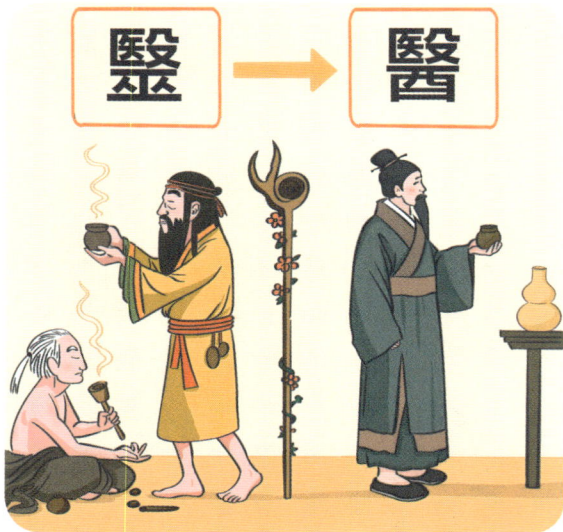

同时期，夏、商两朝酿酒工艺不断提高，药酒开始兴盛并在市场上流通。人们发现，某些药物经过酒浸后疗效会增强，药酒的制作和贮藏都很方便，可以内服也可以外用。因此，周朝后期便用"醫"代替了"毉"字。

"酉"在字形上像一个酒缸，代表酒的意思。从"毉"到"醫"的变化，是医药科学战胜巫术迷信的阶段性胜利。

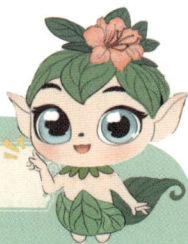

子规说知识

　　在商代甲骨文中有"鬯（chàng）其酒"的记载。汉代班固在《白虎通义》中说："鬯者，以百草之香，郁金合而酿之成为鬯。"鬯是由一种叫郁金的香草与黑黍合酿的一种气味芳香的药酒。

　　在河南信阳地区罗山蟒张乡天湖商代墓地中发现了我国现存最早的古酒，它装在一件青铜卣（yǒu）内，密封良好，并有果香气味，与甲骨文所记载的"鬯"非常吻合。

3. 中药的神奇力量

小朋友们，你听说过"金文"吗？

"金文"不是金朝的文字，也不是用金子写的文字，而是铸造在青铜器上的铭文。

金文出现在商周时期，是中国古汉字的书体之一。因当时青铜被叫作"金"而得名。

有个字金文的写法是这样的——

小朋友们猜猜看，这是什么字？

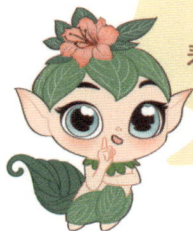

这个字看上去像一个小人儿，手里举着两束东西，看上去力大无穷。

这个字最早出现在商周青铜器的铭文上。这个小人儿是一名巫师，这位巫师正在为患者进行治疗。

不过，巫师除了用祈祷的方法疗病除疾，还会借助工具，这个工具就是草药。

看，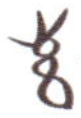像不像两束捆扎好的草药？

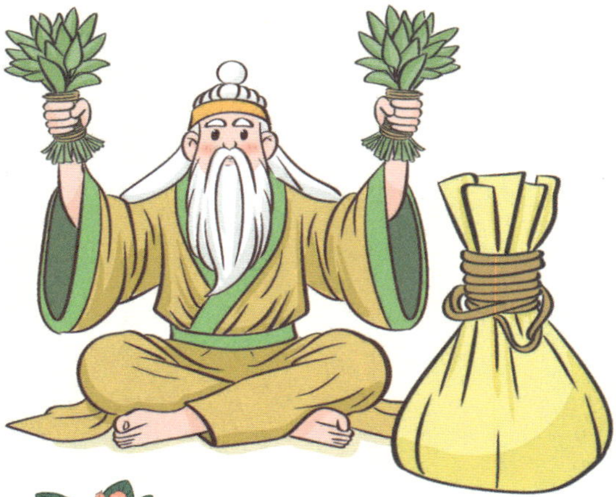

巫师的祈祷虽然能缓解患者的心理压力，但真正能治病的一定是对症的药物。

巫师们为显示治病的“神力”，通常要掌握一些药物知识，因此许多文献中将巫说成古之名医或采药神人。其实巫术“显灵”使患者得愈的“神力”主要是药！

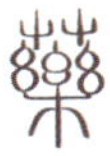便是“药”，是不是很形象？

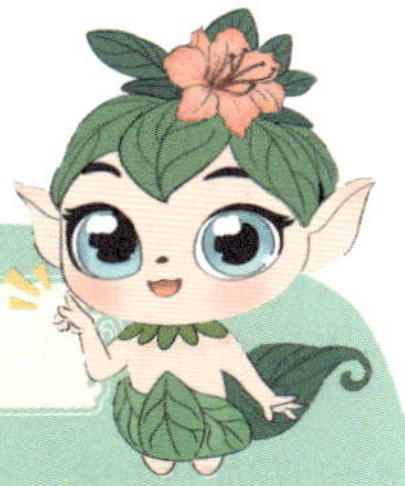

子规说知识

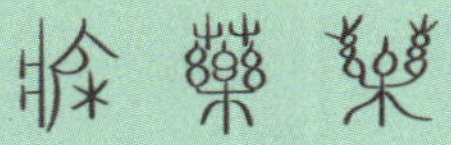等字都来源于甲骨文，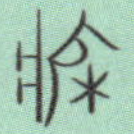字像患者倚在床旁，身边放着一把草。而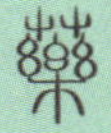与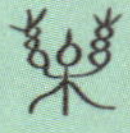字同甲骨文中的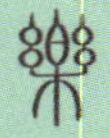相近，只是多了个草字头。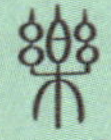就是我们现在汉字中快乐的“乐”。由此可见，古人认为这些能治病的植物可以给人带来快乐。

4. 汉文帝试汤药

汉文帝刘恒是汉高祖刘邦的第四个儿子，他的母亲薄姬是汉高祖的妃子。

刘恒八岁时，三十多位大臣共同保举他做了代王，远走代国主持事务。在代国，刘恒与母亲相依为命，他一面潜心学习，一面倾心侍奉母亲。虽贵为代王，但早晚都去给母亲请安，有什么事情必向母亲禀报，一时间母慈子孝的佳话声名远扬。

刘邦死后，刘恒本不是太子，但由于他的孝顺和贤能，被大臣们相中，拥护他做了皇帝，他的母亲被尊为薄太后。

成为天子的刘恒没有一点儿傲慢之气，对母亲更加殷勤体贴。有一天，薄太后忽然生了重病，刘恒的心里非常着急，每天都去探望母亲的病情。

每晚只有在母亲熟睡之后，刘恒才能稍微安心地趴在旁边睡一小会儿。在为母亲熬完药后，他担心药有问题或温度不合适，总会自己先尝一两口。如果汤药太苦或者太烫，他都会调整后再给母亲喝。

刘恒又要治理国家，又要照顾母亲，一天比一天消瘦。薄太后心疼至极。刘恒却跪在母亲面前说："孩儿不能在您有生之年亲自为您做点事儿，以后拿什么来报答您的养育之恩呢？"薄太后听了这一番话，为有这样孝顺的儿子而倍感欣慰，泪水再也忍不住流了下来。

薄太后一病就是三年，刘恒也整整照顾她三年。他对母亲孝敬、对百姓仁爱，成为了人们的榜样，也教育了官员与百姓。

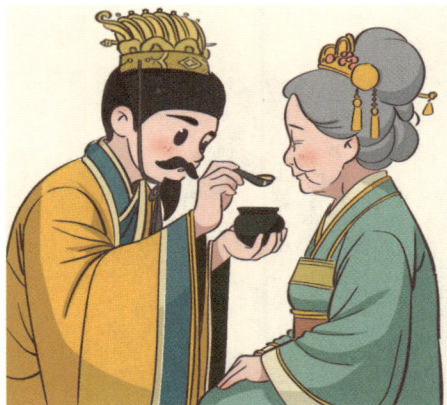

子规说知识

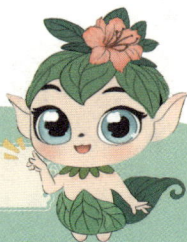

"文景之治"使西汉王朝步入安定强盛，《二十四孝》中第七孝——汉文帝为母亲"亲尝汤药"成为后世流传的佳话。有诗颂曰："仁孝闻天下，巍巍冠百王；母后三载病，汤药必先尝。"

5. 观察虫子的名医

陶弘景出生在南朝时期的一个名门望族。他的父亲陶贞宝精通医药之术，书法了得，深得当时权贵的青睐。

在家庭环境的熏陶下，陶弘景7岁便熟读"四书""五经"，10岁读葛洪《神仙传》。青年时期的陶弘景爱好广泛，知音律、爱弹琴，又写得一手别具风格的好字。19岁时，他被皇帝招为皇子们的陪读，后因政治变故，远离仕途，退隐到了茅山修行。

从那以后，陶弘景一直隐居茅山，一边修道炼丹，一边为人治病，自号"华阳陶隐居"。其间，他经常外出游历，探寻药材，收集验方，将重修、增补《神农本草经》作为首要任务。

陶弘景治学严谨，对动植物的观察十分仔细，记录生动、准确。

当时的人认为蜾蠃（guǒ luǒ）（一种寄生蜂）不产子，喂养螟蛉（míng líng）（一种绿色小虫）为子。《诗经·小雅·小宛》中就有"螟蛉有子，蜾蠃负之"的说法。因此，人们通常也将义子称为"螟蛉义子"。

通过仔细观察，陶弘景发现，这种认知是错误的。事实上，蜾蠃是有自己的孩子的，只是蜾蠃常捕捉螟蛉存放在窝里，产卵在它们身体上，卵孵化后的小蜾蠃就拿螟蛉当作食物享用。原本的"义子"竟然是"储备粮"，这可真是天大的反转！

正是本着这种科学严谨的精神，陶弘景在《神农本草经》基础上编制的《本草经集注》成为中医药的旷世之作，为后世中药学的传承与发展起到了重要的作用。

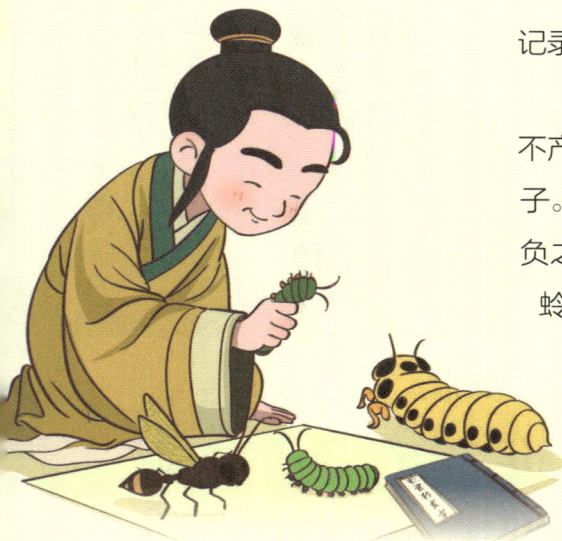

子规说知识

　　陶弘景的《本草经集注》是传承《神农本草经》的又一中药巨作。那么，小朋友们还记得《本草经集注》与《神农本草经》相比有哪些创新吗？

6. 一次错误诞生的"鉴药法"

　　小朋友们，你犯过错误吗？你有没有从错误中总结些经验或受到启发呢？

　　"人非圣贤，孰能无过"，我们每个人都难免会犯错误，虽然错误会带来一些损失，但如果我们能对错误认真反思，从错误中得到启示，说不定"错误"也会成为"成功"的契机！

　　雷敩（xiào）是我国南北朝时期的一位制药学家，他编撰的《雷公炮炙论》是我国现存最早的、关于中药鉴定与炮制的专著。

　　有一次，雷敩在用牛乳炮制苍冀子的时候发生了一件奇怪的事情——浸泡着苍冀子的牛乳在过了一夜之后居然变成了黑色！这可是从来没有发生过的事情。

　　雷敩十分不解，于是他又找来了一批苍冀子，按照相同的方法进行炮制，而这次，牛乳并没有变色。这是怎么回事呢？

　　经过反复比对，雷敩终于发现，原来是前一次的原料出了问题，他当作苍冀子买回来的并不是真正的苍冀子，而是一种和苍冀子长得非常相似的药材——莨菪（làng dàng）。

正是这个错误，诞生了我国最早用化学显色鉴别药材的方法！

雷敩还非常注意观察每次药材炮制后色泽的变化，他发现在加工处理知母、商陆、茜草、五味子的时候，成品总是会变色。经过分析，他发现问题出在加工时所用的器具上。于是他得出结论，在加工这些药材的时候不能用铁器，而要用铜或竹器，否则药材就会变色。

同时，雷敩在药物的临床运用上也十分有心得，他发现用醋加工处理过的吴茱萸、莨菪，临床疗效都会大大提高。

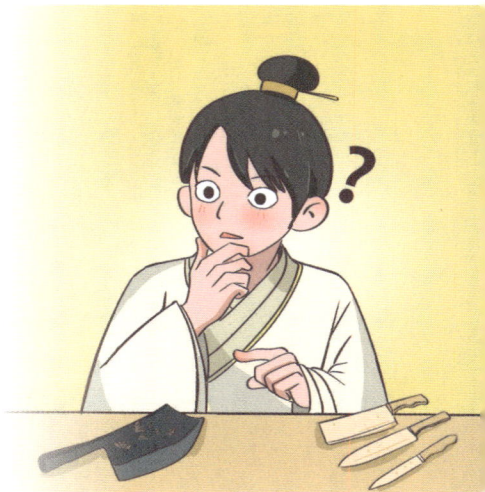

子规说知识

《雷公炮炙论》也分为上、中、下三卷，但每一卷并不是像《神农本草经》那样按上、中、下三品进行分类的，而是按上卷为玉石类、中卷为草木类、下卷为兽禽虫鱼果菜米类的自然属性分类。这是中药学发展的一大进步。

7. 中药典籍中的姊妹花

开宝五年，宋太祖赵匡胤的弟弟赵光义患病，延请了多位医师，但百般治疗都没什么效果。当时赵光义只有 33 岁，这可把宋太祖急坏了。

最后，宋太祖命令太医刘翰和精通医学的道士马志为赵光义诊治。经过精心的治疗，赵光义终于病愈了。

至亲兄弟命悬一线的经历给宋太祖带来了极大地触动，他认为天下战乱，医道没有得到很好的传承，医者的水平良莠不齐，应该让医学高深之士编撰一部官方药典，指导天下医生治病用药。

于是，开宝六年，宋太祖命令刘翰等人编撰药典。

在北宋朝廷的重视下，几乎举全国之力，北宋的第一部官修药典，记载了九百多种药的《开宝重定本草》终于问世。

八十年之后的嘉祐年间，宋仁宗诏令在《开宝重定本草》基础上拾遗补阙，并仿《新修本草图经》编绘《图经本草》。

为编绘《图经本草》，宋仁宗还敕令全国各郡县进献药物标本。但凡药物的根、茎、苗、叶、花、实的形色大小，并虫、鸟、兽、玉石等堪入药者，都要逐件画图，且一一注明开花、结实、收采时间、功效等。

《开宝重定本草》与《图经本草》可称得上是中药典籍中的一对姊妹花，为后世中药学的发展提供了丰富的资料。

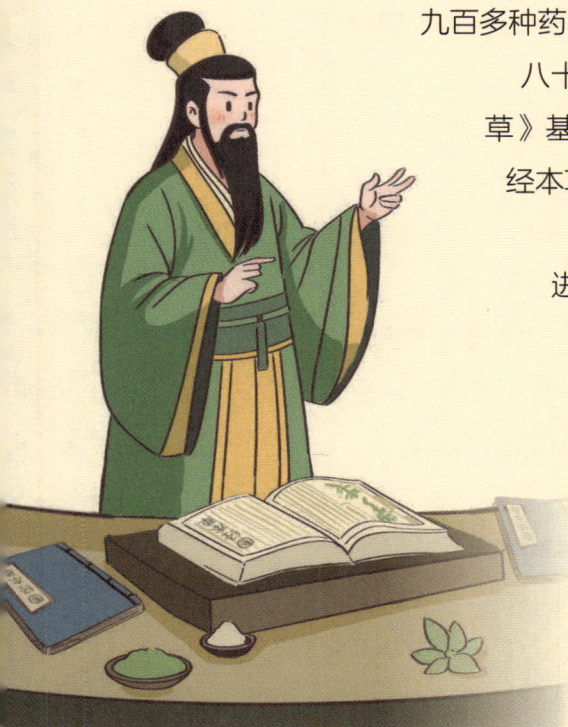

子规说知识

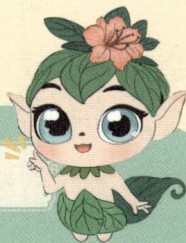

两宋时期，中华医学空前繁荣，医学成就辉煌，故《四库全书总目提要》说："盖有宋一代，于医学最为留意。"

古语说："靡不有初，鲜克有终。"两宋时期医学取得的辉煌成就，和宋朝在开国之初就高度重视医学是分不开的。

8. 太平惠民和剂局

在我国隋唐以前，医家用药多自采、自制、自用。宋代之后，有了专门的药店来售卖药物，炮制也主要由药店的药师亲力亲为，并逐渐成为一种专门的行业。

药店的出现为老百姓买药提供了方便，但也伴生了一系列问题。比如，在宋神宗年间，就出现了制造、贩卖假药等情况。还有的无良药商哄抬药价，导致贫苦的百姓买不起药。

宋神宗熙宁年间，时任宰相的王安石主持变法，对！就是那个写了"墙角数枝梅，凌寒独自开，遥知不是雪，为有暗香来"的诗人——王安石。

针对制造、贩卖假药，哄抬药价的情况，国家实行对药材购销的专卖，不允许个人或其他部门私自制作药品。

于是，宋朝政府在京都汴梁开办了官办药局——"太医局熟药所"，又称"卖药所"。而且卖药的价格也有所不同，对生活穷困的"特困"人家，无偿送药；对一般百姓，低价售药；对有钱人，则按照药品的正常价格出售。

这一措施既体现了政府对贫苦百姓的救助意识，又保证了药品的质量。

虽然王安石变法失败，但"卖药所"却坚持了下来，并有了进一步发展。

再后来，这些"卖药所"有的改称"医药惠民局"，有的改称"医药和剂局"。

1130 年，南宋政府在临安重建药局，几年后改名为"太平惠民局"。

除此之外，宋代官办的药局为了统一制药质量标准，将所属药局的成药处方编辑成书，后来几经增删补充，成为现在我们看到的《太平惠民和剂局方》。

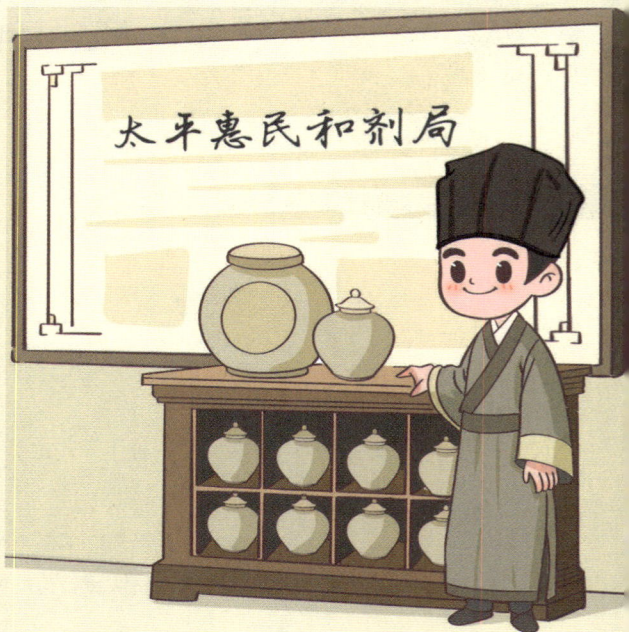

子规说知识

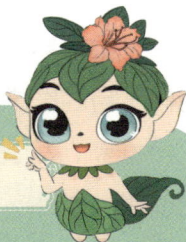

《太平惠民和剂局方》共收录了七百多首方剂，多是一些民间常用而且效果比较明显的处方。

现在仍然经常使用的至宝丹、牛黄清心丸、苏合香丸、紫雪丹、四物汤、逍遥散、藿香正气散等都是出自这部书。

9. 小冰河期的"疠（lì）气"伤人事件

明末年间，气候骤变，整个时代进入了"小冰河期"，就连常年气候温和的广东都下起了大雪。更可怕的是，一场前所未有的瘟疫也随之而来。整个中原地区都笼罩在疾病的阴影之下。患病的人恶寒、反复发高烧，还会传染给周围的人。

当时的中医大夫们大多认为这个疾病只是一种伤寒，是因为寒邪入侵人体，应当用驱寒的方法进行治疗。然而，疗效并不好，很多患者服用散寒药后病情反而逐渐恶化。

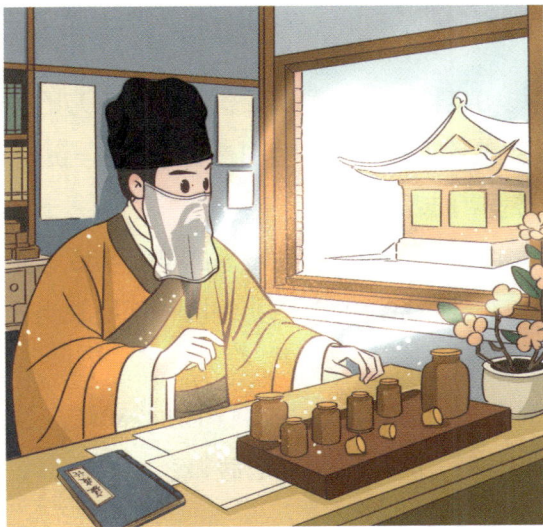

吴又可是当时苏州一位小有名气的大夫，他也在为疾病的治疗绞尽脑汁。一天，他发现阳光透过窗棂（líng）时，可以看到空中有无数来回飘浮的尘埃，由此他得到启发，推导出：瘟疫并非是外寒所引起的，而是空气中存在的一种"疠气"。这种疠气经空气由人的口鼻吸入，潜伏在人的体表和内脏之间，无法直接用药物驱除。

疠气的概念与西医学中的病毒学说非常接近。

根据这个推断，吴又可在他的著作《温疫论》中提出了一个名叫"达原饮"的方剂，由槟榔、厚朴、草果、知母、白芍、黄芩和甘草七味药组成，用来治疗瘟疫或疟疾邪伏膜原证。这个方剂不仅仅在当时为瘟疫的救治指明方向，更对后世温病的预防和治疗起到了重要的作用！

子规说知识

薛已、张景岳、赵献可、吴又可、陈实功、王肯堂、高武、杨继洲、李时珍都是明代医药学家中的代表人物。

除了故事中提到的吴又可，小朋友们还听说过哪些医家的名字呢？你们知道他们都有哪些著作和故事吗？快动手查一查吧！

10. 伟大的《中华本草》

当代中医药学家通过长期的临床实践和实验研究，不仅证实了许多古方的疗效，而且利用现代科学技术与方法增添了许多新的内容，特别是对一些中药进行系统的实验研究和观察，取得了大量的数据和成果。

在中国传统药学迅速发展的形势下，许多关心中药事业发展的学者与专家多次呼吁，要求对古今中药研究成果进行一次全面系统的总结，编撰一部反映当代中药学术发展水平的本草著作。

1999 年由国家中医药管理局主持编撰《中华本草》，收载药物 8980 味，插图 8534 幅。全书共 34 卷，前 30 卷记载中药，后 4 卷分别记载藏药 396 种、蒙药 421 种、维药 423 种、傣药 400 种。成为迄今为止收录药物种类最多的综合性中药专著，传承了中华民族几千多年来传统药学成就，集中反映了当代中国中药最高和最新水平。

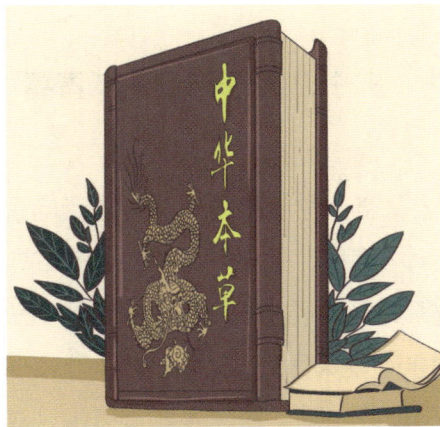

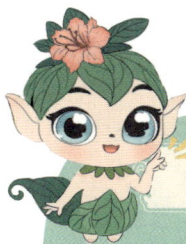

子规说知识

集中华民族两千年药物学知识大成的药学巨著——《中华本草》是由南京中医药大学总负责，全国 60 多家医药院校和科研单位、几百名专家共同取得的成果，是我国迄今为止篇幅最大、收载药物品种最多、检索功能最全的药物学巨著，是继《本草纲目》之后中医药史上的又一里程碑。

第四节

走向世界的中医药

小朋友们，你们知道吗？中医药文化作为中国传统文化的典型符号之一，正逐渐走向世界。中医药这座守护了国人数千年健康的宝藏，正被越来越多的人认识和喜爱。

快来和子规一起看看那些世界舞台上的中医药故事吧！

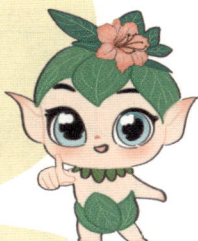

1. 找到属于自己的"青蒿"！

屠呦呦是第一位获诺贝尔生理学或医学奖的中国本土科学家。这一喜讯让国人振奋，也让青蒿素从中国走向了世界。

疟疾，是一种经按蚊叮咬或输入带疟原虫患者的血液而感染的虫媒传染病，多发于发展中国家。据统计，在全世界范围内每年新发病例 3.5 ～ 5 亿人，有100 万患者死于该病，其典型表现是周期性发热、寒战、抽搐和昏迷，严重者可出现肝、脑、肾等多器官衰竭，甚至死亡。

为了阻止这种疾病的肆虐，各国医药学家一直在寻求解决办法。

19 世纪初，法国化学家从印第安人治疗疟疾的金鸡纳树粉末中找到了奎宁。从此，奎宁成为了治疗疟疾的灵丹妙药。

二战之后，仿照奎宁结构合成的氯喹等药物也在临床中广泛应用，不过该药物因为疟原虫的严重耐药性很快失去了效果。人们热切盼望着新型抗疟药物的诞生。

书海茫茫，屠呦呦上下求索，终于在葛洪所著的《肘后备急方》中找到了线索："青蒿一握，以水二升渍，绞取汁，尽服之。"她想到了在低温下用乙醚萃取青蒿的方法。

1971 年，屠呦呦使用乙醚提取青蒿，使青蒿提取物抗鼠疟的抑制率达到100%。

1972 年在南京召开的"5·23"会议上，屠呦呦报告了青蒿素试验结果，公布了提取方法。

其后，药师钟裕容在提取物中分离得到纯化的抗疟有效单体——青蒿素Ⅱ，完全确定了青蒿能够治疗疟疾的功效。

故事到这里就结束了吗？

并没有。科研之路漫长，找到青蒿素仅仅是"万里长征"的第一步。

青蒿属于菊科植物，各地所指也略有不同，尤其是中药讲究道地药材入药。屠呦呦并没有止步于初期的发现，而是精益求精地寻找最为确定的药物。

　　经过漫长的样品收集与实验，屠呦呦与云南药物研究所的研究人员一起筛选出蒿类药物中的黄花蒿，证明其抗疟效果最佳，这也是我们现在所称的中药青蒿。

　　1973 年，屠呦呦合成了双氢青蒿素，并在中国科学院生物化学研究所的协助下，确定了青蒿素的立体化学结构。双氢青蒿素比青蒿素抗疟疾的效果强 10 倍，目前医药领域生产的均为双氢青蒿素。

　　1979 年 12 月，关于青蒿素最早的英文报道出现，此时的双氢青蒿素已经有超过 2000 名患者完成了临床验证，其中包括一些感染氯喹耐药疟原虫的患者。

　　这一步步的科研成果，是屠呦呦和所有参与"5·23"项目的科研工作者花费无数个日夜的成果，是当代科学家们孜孜以求科学真相的路程，是他们牺牲了个人的时间投身于科学事业的真实写照。

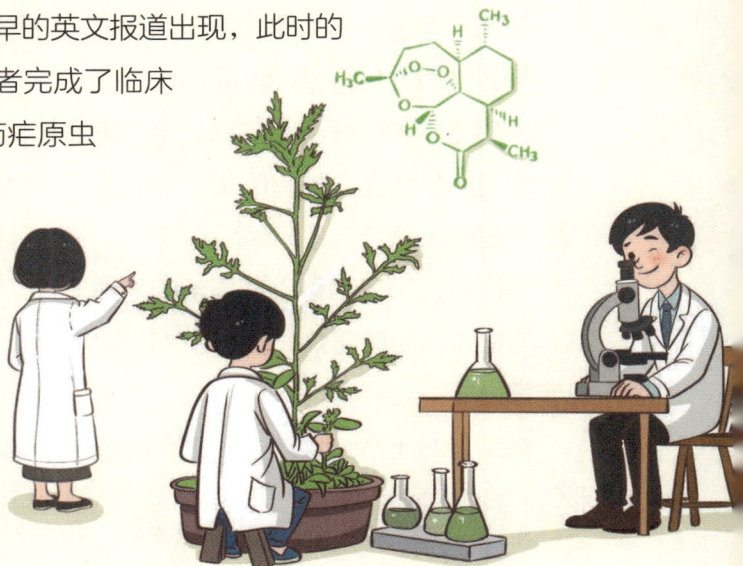

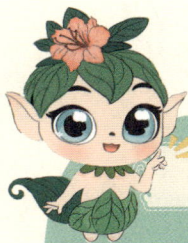

子规说知识

　　小朋友们，中医药是中华传统文化的重要组成部分，已有数千年的历史，为中华民族的生存和繁衍作出了巨大的贡献，是全国各族人民在长期的医疗实践中积累的宝贵财富。

　　希望大家志存高远，心怀岐黄，不负时代传承，勇作中医药的接班人，在浩瀚而厚重的历史长河中找到属于自己的"青蒿"！

2. 神秘的东方印记

里约奥运会期间，许多美国运动员的背上和肩膀上都有圆圆的深色印记。美国驻华大使馆也在奥运会期间发微博表示，对于拔火罐，美国整个国家队都是"认真的"。

其实，除了上面提到的美国运动员，很多运动员的身上都会出现"罐印"。

那么他们为什么要拔罐呢？

拔罐是一种以杯罐为工具，将拔罐器具扣拔在人体的穴位上，借热力排去其中的空气产生负压，使其吸附于皮肤表面的中医外治方法，可以疏通经络、通畅气血、消肿止痛、调理人体阴阳平衡，从而达到治疗疾病、养生保健的效果。

西医学认为拔罐可以使局部的毛细血管扩张，血流速度加快，缓解局部血管肌肉的痉挛，解除疼痛，促进新陈代谢加速，调节免疫功能，这一点对运动员来说非常重要。

特别是对于游泳运动员，拔罐不仅能缓解肌肉酸痛，还能祛除身体内的寒湿邪气。

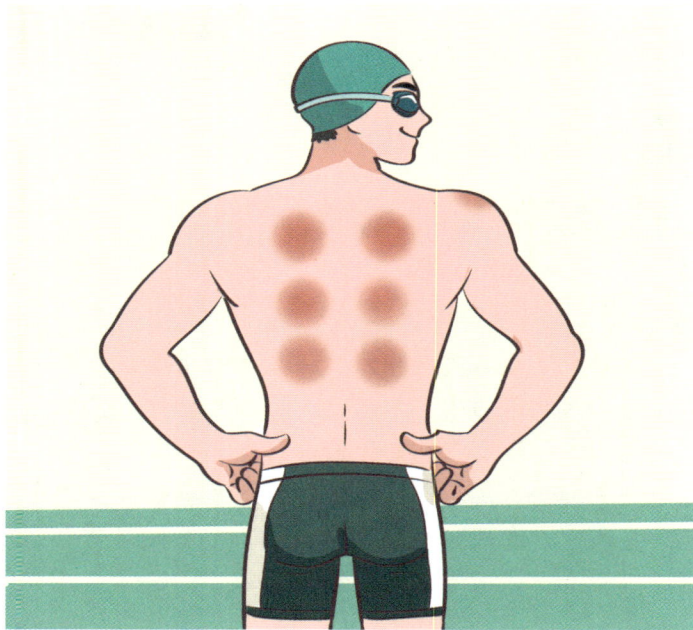

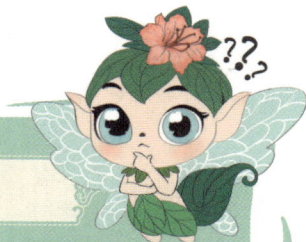

子规的疑问

　　既然中医药疗法如此神奇，我们该如何运用生活中常见的中医药知识，使自己身体健康，少生病呢？

　　答案就在下一章——《了不起的中医药》，带你学习日常生活中的实用小妙招！

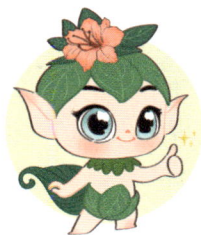

第四章

了不起的中医药

"工欲善其事，必先利其器"，要想运用中医药知识守护我们的健康，首先就要了解一些常见的中医技能。

银针、火罐、刮痧板，这些你都见过吗？

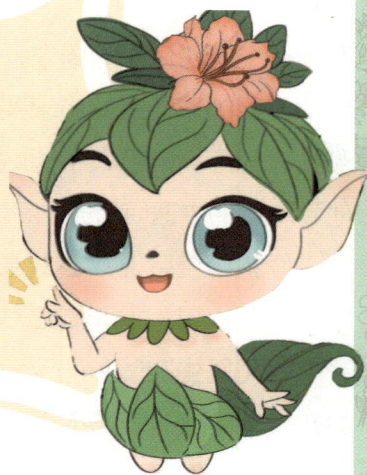

第一节
整体调理防疾病

疾病与精神、社会因素息息相关，人体的五脏六腑相互影响。

人与自然、社会密不可分，任何的"风吹草动"都可能影响人体健康。

这就是中医学"整体观念"的体现。

1. 小小银针显奇效

一个风和日丽的周末，小明一家准备去金佛山脚下的小河边烧烤。

小明的爷爷去超市采买了许多食物和水果，在搬运物品的过程中突然觉得右侧腰背部疼痛难忍，不能站直。小明的爸爸说爷爷肯定是扭到腰了，于是赶紧送他到附近的中医院针灸科就诊。

医生检查后说："这是急性腰扭伤，扎两针、活动活动就好了。"

小明心想："真能这么快治好吗？"

只见医生在爷爷的手背上各扎了两针，然后又让爷爷慢慢地活动腰部。不一会儿爷爷脸上的表情不再那么痛苦了，大概半小时之后，爷爷就能站直行走了！

小明觉得太神奇了，就问医生："您扎的是哪些穴位呀？"

医生说："我扎的这个穴位叫'腰痛点'，是专门治疗急性腰部扭伤的，回家再给爷爷贴一贴膏药，让他好好休息，很快就能好了！"

小明觉得银针有些吓人，便赶紧问爷爷："扎针疼吗？"

爷爷说："不疼！就是有点儿胀麻的感觉。"

小小的银针，结合医生合理的选穴，发挥出了神奇的疗效，是不是特别棒呢？

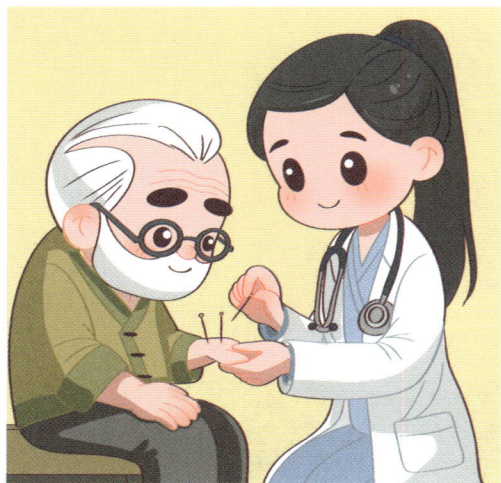

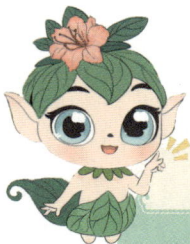

子规说知识

针刺可以疏通经络。经络是联通身体上下内外的一套"运输系统"，有运行气血的功能。

经络通则气血运行通畅，身体的各个部分都能得到充分滋养，人也不容易生病。一旦经络不通了，就会出现疼痛、麻木、肿胀等多种病证。

针刺的起源十分久远，可以追溯到新石器时代。

那时的人们居住在潮湿的山洞里，常与野兽搏斗，很容易发生寒湿疼痛和伤痛，为了缓解疼痛，他们会用一种楔形的石头来叩击痛处。"砭石"治疗的方法就此诞生了，这就是针刺的萌芽。

今天，我们使用的不锈钢针，就是在古代砭石、石针、骨针、竹针等原始针具的基础上，历经铜针、金针等不同阶段，不断发展更新而来的。

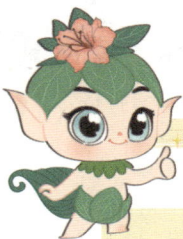

温馨提示

针刺可不是人人都能操作的，操作方式不对，很有可能引起严重的后果。小朋友们千万不要用尖锐的物品随意模仿针刺，同时还要告诉家人，针刺一定要去正规医院！

2. 芬芳艾灸暖身心

这个周末，老师带小朋友们到医院参观，学习艾条、艾柱的制作，了解艾灸的操作。

大家一进入艾灸室，就闻到了一股浓浓的艾草烟味，有的医生拿着一支艾条在患者穴位上悬灸，有的医生在银针上放置约 2cm 长的艾柱进行针灸，有的医生为患者背上铺满了生姜、艾绒进行督灸。在这里治疗的患者，男女老少都有。

小芬看到一位老奶奶在治疗膝关节，她的两个膝盖上都扎了针，针的尾巴上还燃着艾绒，她好奇地问："奶奶，您的膝盖怎么啦？"

奶奶说："我这是多年的老毛病了，每到雨天、冬天就膝盖冷痛，这几天下雨，湿气重得很，就疼起来了。来扎了两天针灸，关节里头热乎乎的，冷痛好多啦！"

医生还告诉小芬，艾灸的功效有很多，除了像老奶奶一样关节冷痛的人会来做艾灸外，还有很多年轻的阿姨叔叔也来做艾灸调理身体呢。

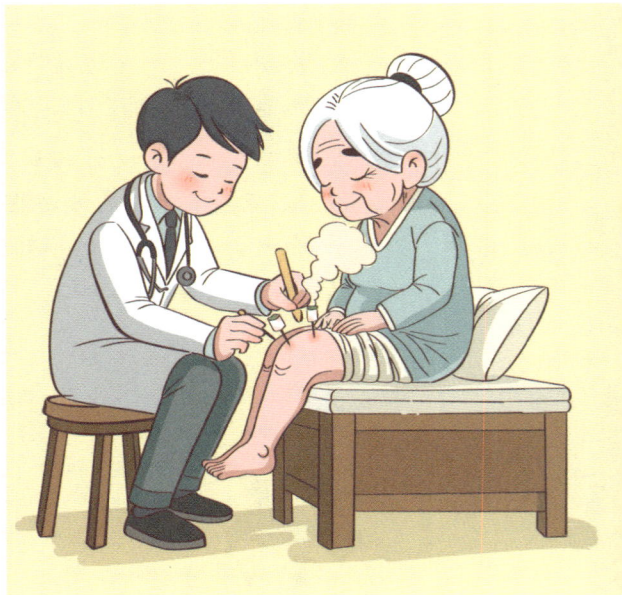

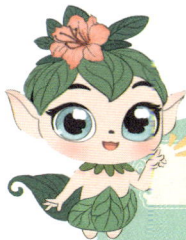

子规说知识

艾灸的主要材料是艾叶制的艾绒。艾叶的采摘很讲究，一般在农历的四五月间，叶盛花未开时采收，采收时将艾叶摘下或连株割下，晒干或阴干后备用，一般储存 3 年以上的艾叶疗效更好。

艾灸能温煦气血，适用于阳虚寒盛或风寒湿邪所致的各种疼痛。

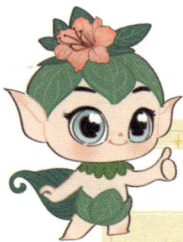

温馨提示

　　小朋友们千万不要独自操作艾灸，以防发生烫伤、火灾等危险。

　　我们还要告诉家人，艾灸的次数不能太多、太过。如果一次艾灸很长时间、灸的穴位过多，很容易出现发热、口干、疲倦等情况。一定要在医生的指导下，合理艾灸！

3. 扁扁刮痧板有妙用

　　小欣的奶奶是个中医迷，她家里有许多中医养生保健的书籍和一些常用的中医保健器具，其中就有一套刮痧板。

　　这天，小欣上体育课出了很多汗，又吹了风，回家后就觉得背后发冷，流清鼻涕。奶奶说小欣是受了风寒，可以刮下痧。

　　小欣之前看过奶奶刮痧刮得皮肤发红发紫。她有点儿害怕，就闹着不让奶奶给自己刮痧。

　　奶奶说："其实刮痧不那么疼，你可以试一试。"

　　小欣将信将疑，最终在奶奶的鼓励下决定尝试一次。

　　奶奶让小欣趴在床上，用双手搓热小欣的背部，然后用刮痧板蘸点儿植物油，从上至下地反复刮脊柱和脊柱两边。没过多久，奶奶就说"出了紫红色的痧，肯定是受寒了。"

　　刮完痧，小欣又喝了一碗红糖姜水，顿时觉得热乎乎的，鼻子没那么堵了，再捂着被子出点儿汗，感冒好得更快了。

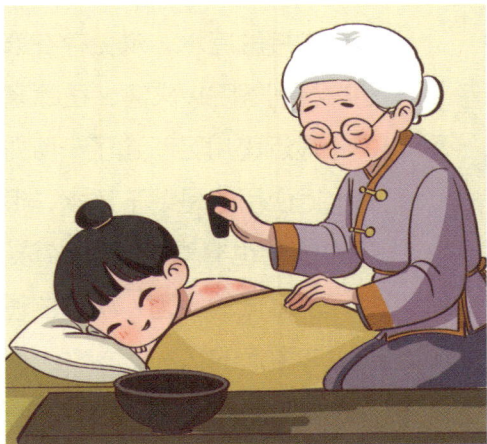

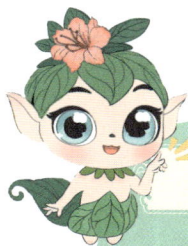

子规说知识

　　刮痧是运用刮痧板，结合手法强刺激经络，使局部皮肤发红充血的中医外治方法，可以起到醒神救厥、解毒祛邪、清热解表、行气止痛、健脾和胃的作用。

　　刮痧能预防保健和治疗疾病。

温馨提示

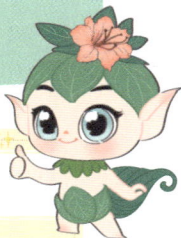

　　小朋友们，刮痧后人体的毛孔打开，外邪很容易入侵。所以在刮痧时、刮痧后一定要避风、注意保暖，不然感冒等症状很可能会加重。

　　刮完痧之后最好喝一杯热水，帮助我们排出邪气，恢复健康。

4. 圆圆火罐祛病痛

　　小芬的爸爸喜欢游泳，冬天也不间断，由于身体经常接触凉水，难免存在寒湿入侵的情况，所以他常会到医院拔火罐，祛除寒湿。

　　最近南川区新建了一所龙井泉游泳馆，泳池里的水据说引的是地下泉水，很多人都慕名而来。小芬的爸爸也喜欢在这里游泳。可能是最近天气变凉、水温低的原因，小芬的爸爸游泳后出现了腰背部肌肉酸痛的情况。

　　好在上个星期奶奶教小芬学习了真空罐的操

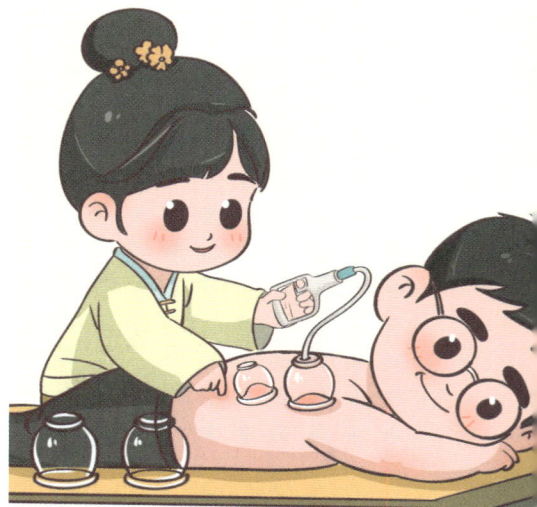

作方法，经过小芬的"治疗"后，爸爸的疼痛得到了缓解，直夸她是"家庭小医生"呢！

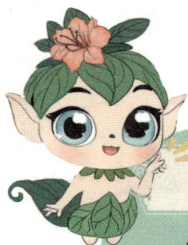

子规说知识

拔罐疗法是我国古代人民在同疾病斗争中发明的一种治疗方法。

最早的拔罐工具有兽角、竹筒等，故拔罐法又称"角法""吸筒法"。唐代已经出现了竹罐治疗疾病的记载。

今天，拔罐仍是家喻户晓的日常保健方法，广泛用于劳累后引起的肌肉疼痛、受寒后引起的关节疼痛等。现在常用的罐类有玻璃罐、真空罐等。

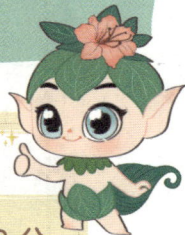

温馨提示

小朋友们，拔罐的时候可不要忘了计时，一般5～8分钟为宜，若时间太长，可能会出现剧烈疼痛，起水疱、皮肤破损等，有的人还会出现心悸、出冷汗、甚至晕厥等严重的情况。

另外，小朋友们自己操作时只建议使用真空罐。火罐比较危险，小朋友们是不能操作的。

5. 舒适推拿调脏腑

京京今年五岁了，但个头看起来还是像三四岁的小朋友。因为他从小脾胃就比较弱，容易积食，又挑食，所以不爱长个儿。

京京的爸爸妈妈非常担心。最近听说邻居家的小孩积食了，到附近中医院做几次小儿推拿就好了。于是，京京的爸爸妈妈也带他到了中医院，准备通过推拿改善体质。

给京京做推拿的是个和蔼可亲的女医生，她说京京禀赋较弱，脾胃运化不足，主要给他调理脏腑、健运脾胃、提高免疫力。她手法娴熟、力道合适，京京一点儿也没哭闹，非常配合。

最后，女医生还教京京妈妈一些简单的推拿手法，嘱咐京京吃饭要荤素搭配，多吃应季蔬菜，不挑食，才能长得高高壮壮的。

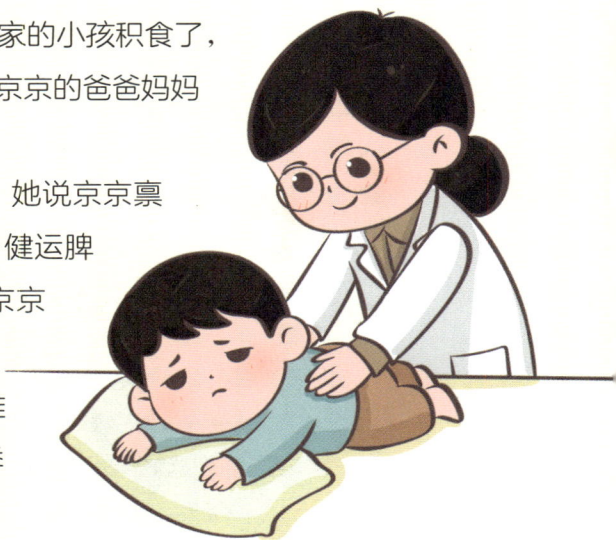

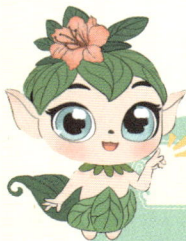

子规说知识

推拿是一种中医外治法，通过按揉特定的穴位防病治病。

推拿具有疏通经络、行气活血、调节脏腑、理筋散结、正骨复位等作用，对软组织劳损、关节疼痛、脏腑功能失调等多种疾病具有较好的治疗作用。

温馨提示

小朋友们，做推拿前，一定不能吃得太饱，也不能饿着肚子。推拿的时候尽量放松，不要大哭大闹，如果出现不舒服的情况，一定要及时告诉医生或者家长！

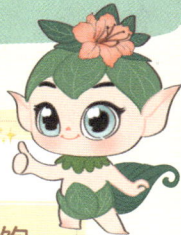

6. 保健功法强体魄

养生功法作为中华民族一项悠久的体育项目，具有好学易练、动作舒缓等诸多特点，实践证明，强身健体效果明显。

小朋友们在公园里见过爷爷奶奶、叔叔阿姨们伴着悠扬的古典音乐打太极拳、练八段锦吗？

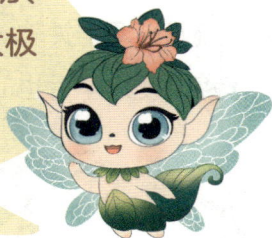

你们了解这两种养生功法吗？

1）太极拳

太极拳，国家级非物质文化遗产，是以中国传统儒道哲学中的太极、阴阳辨证理念为核心思想，集颐养性情、强身健体、技击对抗等多种功能为一体，结合易学的阴阳五行学说、中医经络学、古代的导引术和吐纳术形成的，一种内外兼修、柔和、缓慢、轻灵、刚柔相济的中国传统拳术。

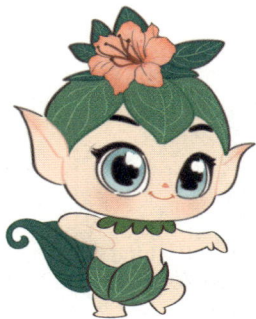

太极拳的动作舒展大方、缓慢柔和、刚柔相济，以意念引导动作，符合人体的生理保健需求，能促进人体的新陈代谢，还能对人的情志进行调节。在神意和心情上平静、自然、神舒体松，有益于身体健康。太极拳与其他运动的区别是能让身心完全沉浸在运动中，使大脑身体和心理得到安静平和，能消除紧张、忧愁、恐惧，提高人的免疫力、增强体质，使人健康长寿。

2）八段锦

八段锦是一套独立而完整的健身功法，它起源于北宋，已经有八百多年的历史了。古人把这套功法命名为"锦"，意为五颜六色，美而华贵！体现其动作舒展优美。

此功法分为八段，每段一个动作，故名为"八段锦"。

八段锦动作柔和缓慢，能让身体和心理充分放松，更好地发挥人体自身的调节作用。

松紧结合、动静相兼是八段锦的一个显著特点。其中，"紧"只是动作中的一瞬间，"松"则贯穿动作过程始终。

"松"与"紧"的密切配合和频繁转换，有助于调节机体阴阳协调的能力，促使经气流通，滑利关节，活血化瘀，强筋壮骨。

八段锦简便易学，也非常适合小朋友们练习！

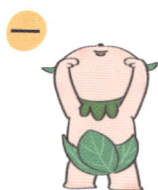

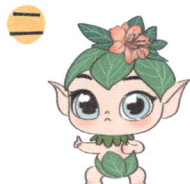

| 一 | 两手托天理三焦 | 二 | 左右开弓似射雕 | 三 | 调理脾胃需单举 | 四 | 五劳七伤往后瞧 |
| 五 | 摇头摆尾去心火 | 六 | 两手攀足固肾腰 | 七 | 攒拳怒目增气力 | 八 | 背后七颠百病消 |

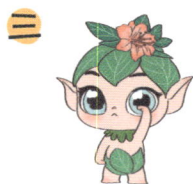

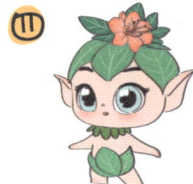

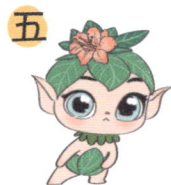

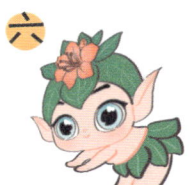

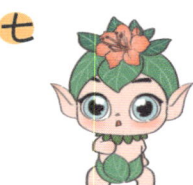

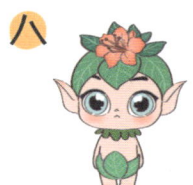

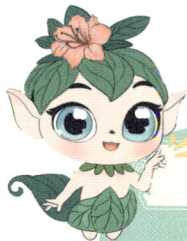

子规说知识

为什么中医提倡练习太极、八段锦、五禽戏等养生功法呢？

在我们锻炼的过程中，通过调节呼吸、心境、动作幅度、频率等，达到滋阴助阳、培元补气、疏通经络、活血祛瘀的功效。长期锻炼可使我们聪耳明目、延年益寿。

简单来说，这些养生功法能活动人体全身关节、肌肉，调节紧张的神经，改善新陈代谢、增强心肺功能、促进血液循环，从而提高人体生理机能，使人更健康。

第二节
辨证施治除疾患

感冒、拉肚子、便秘、食积，这些疾病都容易困扰小朋友们的日常生活。

在治疗这些疾病的过程中，小朋友们有没有发现一件奇怪的事情，同样是感冒，有时会流清水鼻涕，有时却会流黄黄的脓鼻涕；有时会发烧，有时却只是头又困又重，这是为什么呢？

面对这些"不一样"的感冒，我们该如何选择正确的药物进行治疗呢？

这些秘密，就藏在"辨证施治"里！

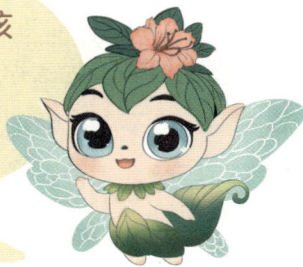

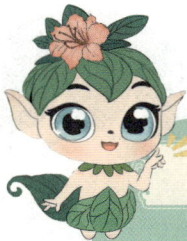

子规说知识

"辨证"是把四诊（望、闻、问、切）所收集的信息进行分析，辨清疾病的病因、性质、部位，以及邪正之间的关系，判断为某种性质的"证"。

施治，又称为"论治"，即根据辨证的结果，确定相应的治疗方法。

1. 感冒

小小的感冒也分为多种。秋冬寒冷季节容易得风寒感冒、夏季容易得风热感冒，三伏天容易得暑湿感冒，疫情到来时，大多数人得的是时疫感冒。

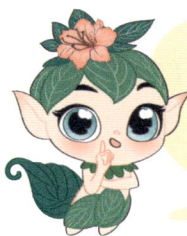

每种感冒的处理方法不同，只有"对证"治疗，才能好得快！

1）风寒感冒

风寒感冒主要表现为：恶寒发热，无汗，头痛，身痛，流清鼻涕，口不渴，咽部无红肿及疼痛。

中成药可用风寒感冒颗粒。

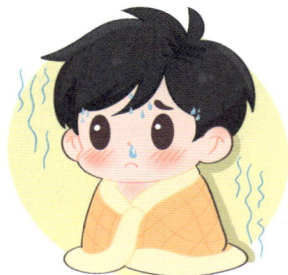

2）风热感冒

风热感冒主要表现为：发热重，怕风，有汗，头痛，鼻塞流浊涕，痰稠、色白或黄，咽红肿痛，口干渴。

中成药可用风热感冒颗粒。

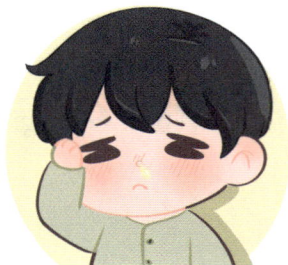

3）暑湿感冒

暑湿感冒主要表现为：发热，无汗或汗出热不退，头晕、头痛，鼻塞，身重困倦，胸闷，食欲不振，或有呕吐，小便短黄。

中成药可用藿香正气水。

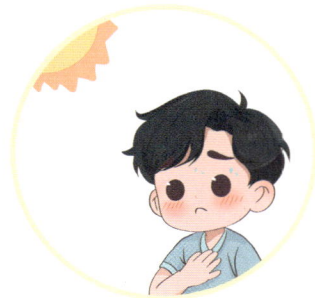

4）时疫感冒

时疫感冒主要表现为：起病急骤，高热，恶寒，无汗或汗出热不退，头痛，心烦，目赤咽红，肌肉酸痛，腹痛，或有恶心、呕吐、大便稀薄等。

中成药可用连花清瘟胶囊。

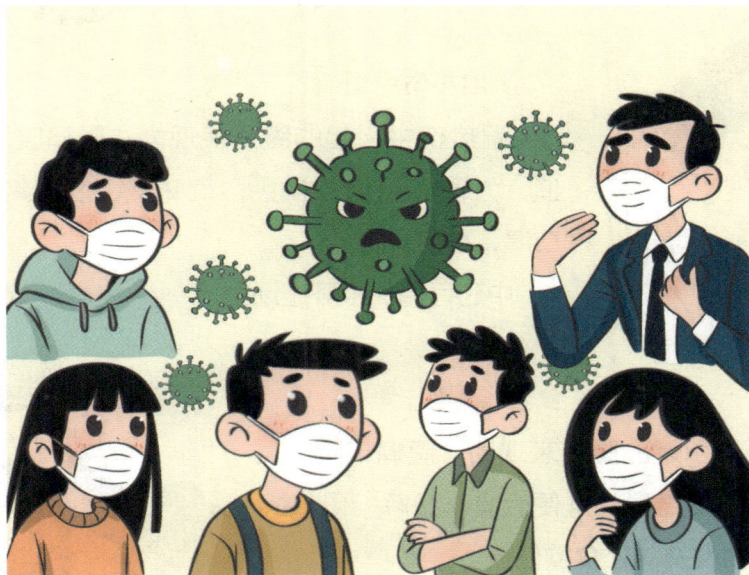

2. 腹泻

造成腹泻的原因有很多种，受凉了、伤热了、吃多了、生气了，平时身体虚弱的小朋友，也会拉肚子。

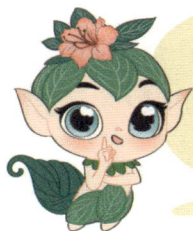

因此，当我们拉肚子的时候，一定要弄清原因，千万不可一味"止泻"！

1）寒湿内盛型

寒湿内盛引起的腹泻表现为：大便清稀、甚至如水样，胃部胀闷、饮食减少、腹部疼痛，或者伴有怕寒、发热、头痛、肢体酸痛等。中药可用藿香正气散。

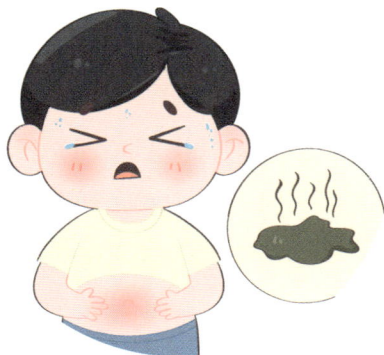

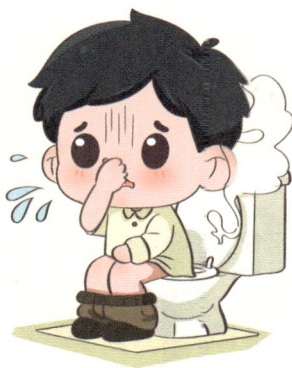

2）湿热伤中型

湿热伤中引起的腹泻表现为：腹痛腹泻，大便急迫，大便颜色为黄褐色，气味臭，肛门灼热，烦热、口渴，小便少黄。

中药可用葛根芩连汤。

3）食滞肠胃型

食滞肠胃引起的腹泻表现为：腹痛，腹部咕咕作响，大便奇臭，排便后腹痛缓解，胃部胀满，打嗝为酸臭味，食欲低下。

中成药可用保和丸。

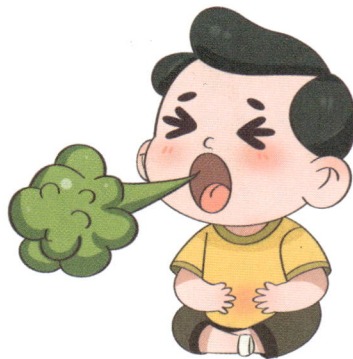

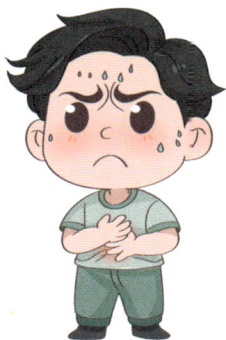

4）肝气乘脾型

肝气乘脾引起的腹泻表现为：腹痛，排便后疼痛减轻，疼痛位置不固定，因情绪紧张而发作，平时胸肋部胀闷，进食少。中药可用痛泻要方。

5）脾胃虚弱型

脾胃虚弱引起的腹泻表现为：腹泻反反复复，进食少，吃完饭后胃肠闷胀不适，进食油腻食物后大便次数增多。

中成药可用参苓白术散。

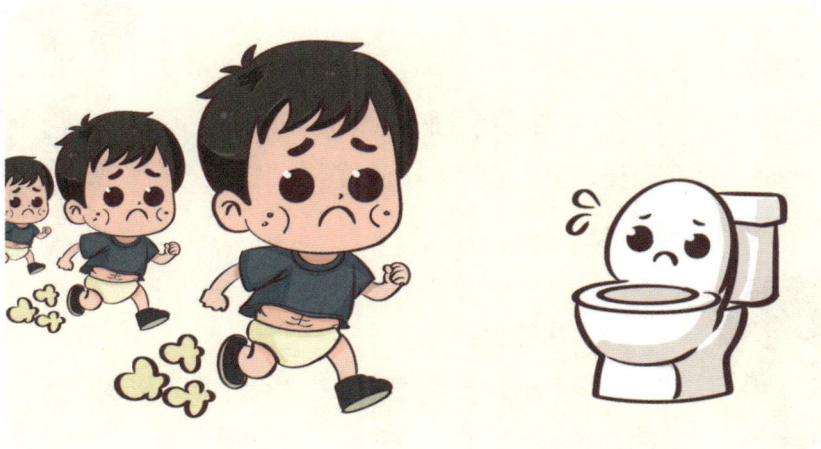

6）脾肾阳虚衰型

脾肾虚衰引起的腹泻表现为：黎明前腹部疼痛，胃肠咕咕作响便立即腹泻，进食的东西不能消化，腹部得暖后腹泻减轻，肢体发凉，腰部、膝关节酸软。

中成药可用四神丸。

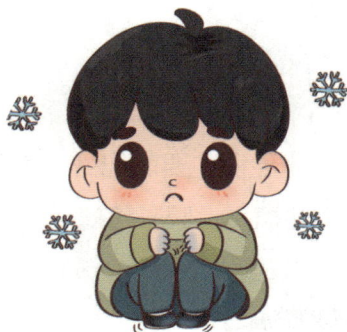

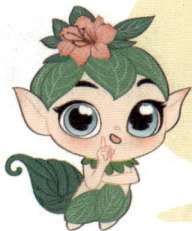

便秘会让人痛苦。食积、肠道干燥、气血不足等都会引起便秘。只有了解造成便秘的原因，才能从根本上解决问题！

3. 便秘

1）食积便秘

食积便秘主要表现为：大便秘结，脘腹胀满，不思饮食，或恶心呕吐，或有口臭，手足心热，小便黄少。

中成药可用枳实导滞丸。

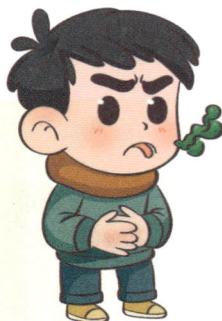

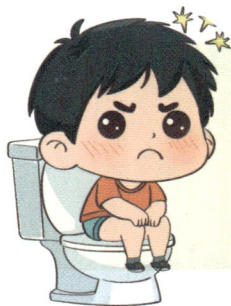

2）燥热便秘

燥热便秘主要表现为：大便干结，排便困难，面赤身热，腹胀或痛，小便短赤，或口干口臭，或口舌生疮。

中成药可用麻仁丸。

3）气滞便秘

气滞便秘主要表现为：大便秘结，欲便不得，甚或胸胁痞满，腹胀疼痛。

中成药可用木香槟榔丸。

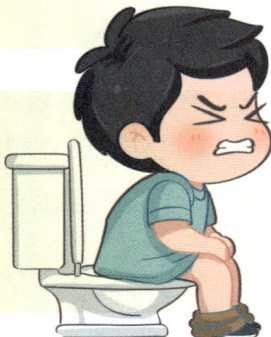

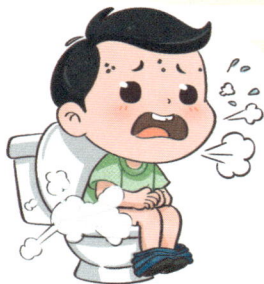

4）气虚便秘

气虚便秘主要表现为：时有便意，大便不干燥，但难以排出，排便时汗出气短，便后神疲乏力。

中成药可用补中益气丸。

5）血虚便秘

血虚便秘主要表现为：大便干结，艰涩难下，面白无华，唇甲色淡，心悸目眩。

中成药可用润肠丸。

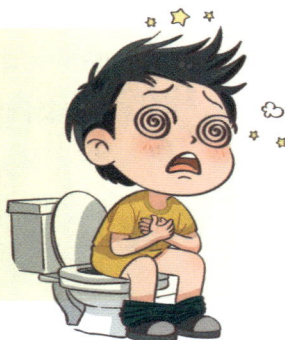

4. 积滞

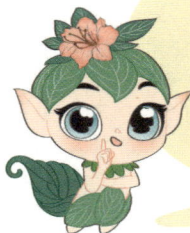

古语说"若要小儿安，三分饥与寒"，可偏偏有些家长总担心孩子吃不饱，还要追着喂饭、买一堆零食预备着，殊不知，这样才是害了孩子呢！

1）乳食内积

乳食内积主要表现为：不思乳食，嗳腐酸馊或呕吐食物、乳片，脘腹胀满，疼痛拒按，大便酸臭，哭闹不宁，夜眠不安。

中成药可用四磨汤口服液、化积口服液、保和丸等。

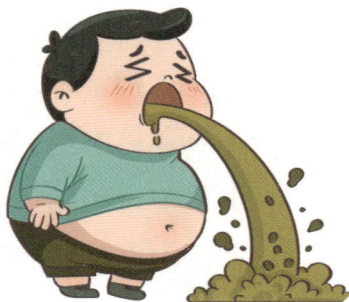

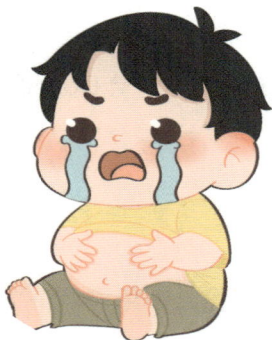

2）食积化热

食积化热主要表现为：不思乳食，口干，脘腹胀满，腹部灼热，手足心热，心烦易哭闹，夜寐不安，小便黄，大便臭秽或秘结。

中成药可用枳实导滞丸、清热化滞颗粒。

3）脾虚夹积

脾虚夹积主要表现为：面色萎黄，形体消瘦，神疲肢倦，不思乳食，食则饱胀，大便稀溏酸腥，夹有奶瓣或不消化食物残渣。

中成药可用小儿香橘丸。

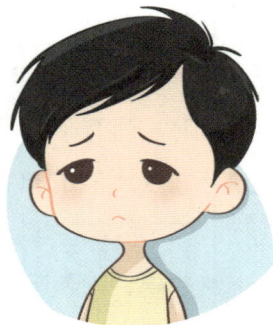

第三节

体质辨识助养生

中医治疗强调"因人制宜"，更注重个体之间的差异。

为了预防疾病的发生，每个小朋友都要对自己的体质有所了解。

中医学将体质分为 9 种类型，即平和质、气虚质、阳虚质、阴虚质、痰湿质、湿热质、血瘀质、气郁质和特禀质。小朋友们，快来和子规一起看看，你属于哪种体质吧！

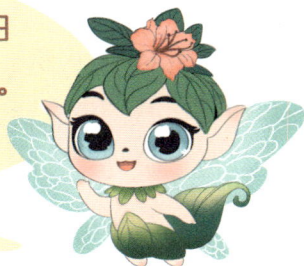

1. 平和质

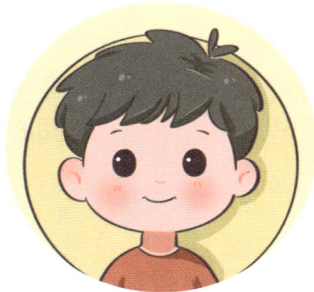

体态适中、面色红润、精力充沛，脏腑强健壮实，性格随和开朗，较少患病，对自然环境和社会环境适应能力比较强。

2. 阴虚质

经常感觉口燥咽干、手心脚心虚热、平常喜欢冷饮，耐冬不耐夏，大便干燥，皮肤偏干，有时睡眠中会出汗。

这类体质的人平时可以多吃一些甘凉滋润的食物。例如：瘦猪肉、鸭肉、龟、鳖、绿豆、冬瓜、芝麻、百合等。

少吃性温燥烈的食物。例如：羊肉、狗肉、韭菜、辣椒、葱、蒜、葵花子等。

避免熬夜、剧烈运动或在高温酷暑下工作。

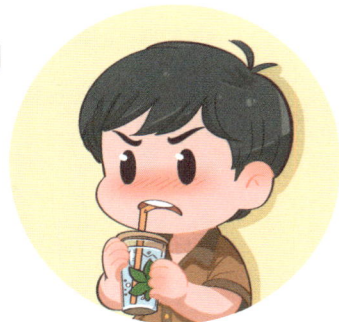

3. 阳虚质

经常感觉疲倦怕冷、嗜睡乏力、手脚冰凉，容易出汗，喜欢吃热的食物。如果吃寒凉的食物容易拉肚子。

这类体质的人平时可以多吃甘温益气的食物。例如：牛肉、羊肉、狗肉、鳝鱼、葱、姜、蒜、花椒、韭菜、辣椒、胡椒等。

少食生冷寒凉食物。例如：黄瓜、藕、梨、西瓜等。

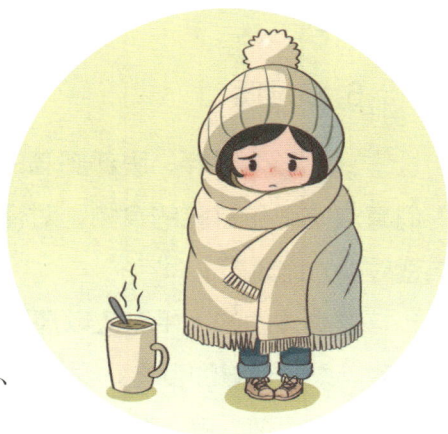

4. 气虚质

形体消瘦或偏胖，体倦乏力，元气不足，容易疲乏、感冒。

这类体质的人平时可以吃一些健脾补气的食物。例如：黄豆、白扁豆、鸡肉、泥鳅、香菇、大枣、桂圆、蜂蜜等。

少吃容易耗气的食物。例如：槟榔、空心菜、生萝卜等。

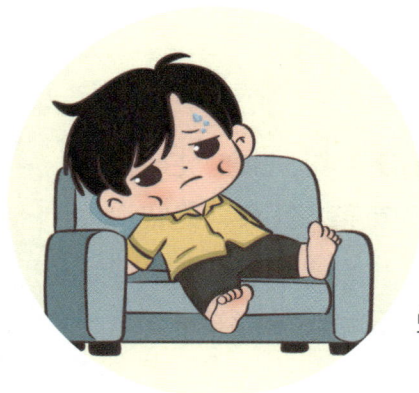

5. 血瘀质

血行不畅、皮肤发干、肤色晦暗，不耐受风邪、寒邪，症状严重的可出现头、胸、胁、少腹或四肢等处刺痛。

这类体质的人平时可以多吃黑豆、海藻、海带、紫菜、萝卜、胡萝卜、金橘、橙、柚、桃、李、山楂、醋、玫瑰花等有活血、行气作用的食物。

少吃肥肉等油腻易生痰湿的食物。

同时保持足够的睡眠时间，但不可过于安逸。可进行一些有助于促进气血运行的运动项目。例如：太极拳、太极剑、舞蹈等。

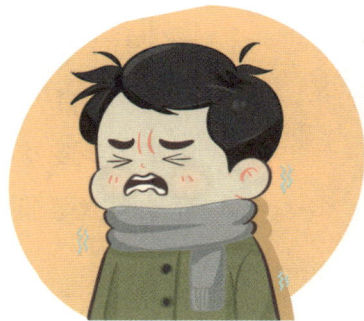

6. 痰湿质

一般形体肥胖、腹部肥满的人大多是痰湿质，他们喜欢吃肥甜甘腻的食物，对梅雨季节和湿重的环境适应能力比较差。

这类体质的人平时应以清淡饮食为原则，少食肥肉及甜、黏、油腻的食物。

可多食葱、蒜、海藻、海带、冬瓜、萝卜、金橘、芥末等。

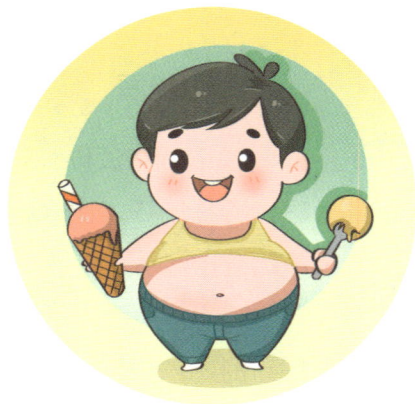

7. 湿热质

体形中等或偏瘦，脸泛油光、口苦、口干，大便黏滞，皮肤容易生湿疹或长疖子。

这类体质的人平时宜饮食清淡，多吃甘寒、甘平的食物。例如：绿豆、空心菜、苋菜、芹菜、黄瓜、冬瓜、藕、西瓜等。

少食辛温助热的食物。例如：辣椒、胡椒、羊肉等。

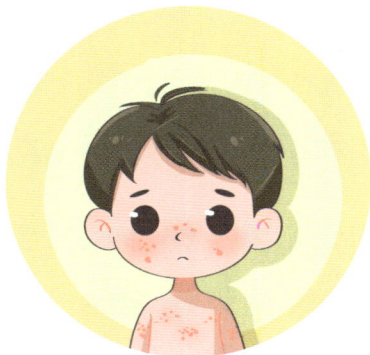

8. 气郁质

体形比较消瘦，经常闷闷不乐，多愁善感，食欲不振，容易心慌，容易失眠。

这类体质的人平时可以多吃小麦、蒿子秆、葱、蒜、海带、海藻、萝卜、金橘、山楂等具有行气、解郁、消食、醒神作用的食物。

睡前避免喝茶、咖啡等饮料。尽量增加户外活动，运动强度可加大。例如：跑步、登山、游泳、武术等。

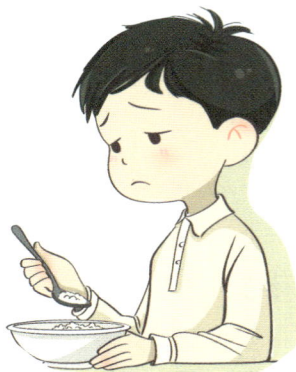

9. 特禀质

由于先天禀赋不足和遗传等因素造成的一种特殊体质。包括先天性、遗传性的生理缺陷与疾病等。

这类体质的人群容易过敏，因此在饮食方面要尽量避免可能会引起过敏的食物。例如：蚕豆、白扁豆、牛肉、鹅肉、鲤鱼、虾、蟹、茄子、酒、辣椒、浓茶、咖啡等。

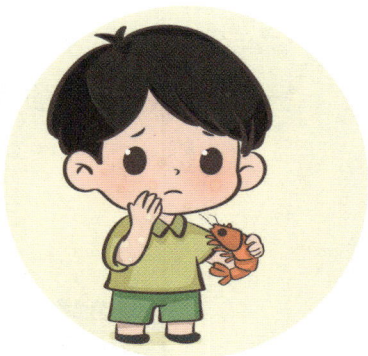

第四节
中药食疗促养健康

俗话说："养生之道，莫先于食。"合理饮食，能让人身体强壮，益寿延年。饮食失宜，是导致疾病和过早衰老的重要原因之一。

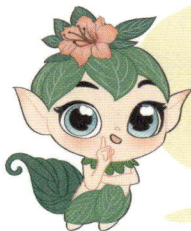

饮食对养生具有非常重要的意义。中医学在几千年的发展过程中总结了丰富的食疗经验。

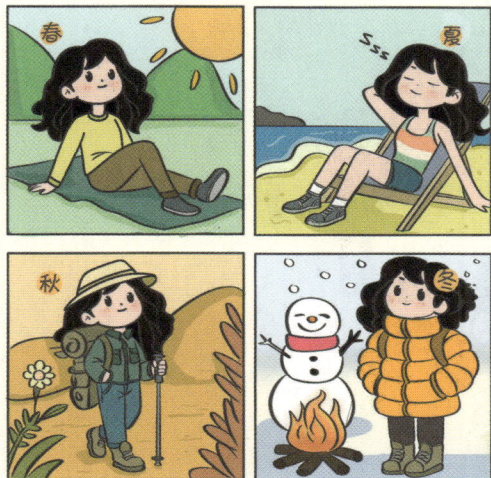

春夏秋冬，四季更替，循环不息。但小朋友们是否知道，自然界其实有春、夏、长夏、秋、冬五时。中医理论中，与五时相对应的有风、暑、湿、燥、寒五气。五时、五气又与肝、心、脾、肺、肾相对应。

很久以前，我们的祖先便在生产生活中发现了时令更替、物候变化的自然规律。宇宙万物顺应四季的变化而呈现春生、夏长、秋收、冬藏的规律。善于养生的人们顺应天时，根据时令特点和相应的脏腑功能，合理用膳，达到"天人合一、养生防病"的目的。

中医食疗要遵循因时制宜、因地制宜、因人制宜及辨证施膳的原则。下面我们就结合四季的特点，来了解一下中医食疗养生吧！

小朋友们学会这些药膳后，就能为长辈们制作时令养生美味了！

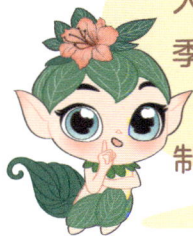

1. 春季

"立春阳气生，草木发新根"，春季主生发，五脏属肝、五气应风。

这个季节人们容易因为冷暖骤变而受寒外感，各种流行性疾病也易随着万物复苏而发生。

因此，春季到来时大家要注意适当"春捂"，不要过早减衣。

春季养生重在温阳，养肝、舒肝、清肝。宜食用洋葱、春笋、韭菜、菠菜等食物。

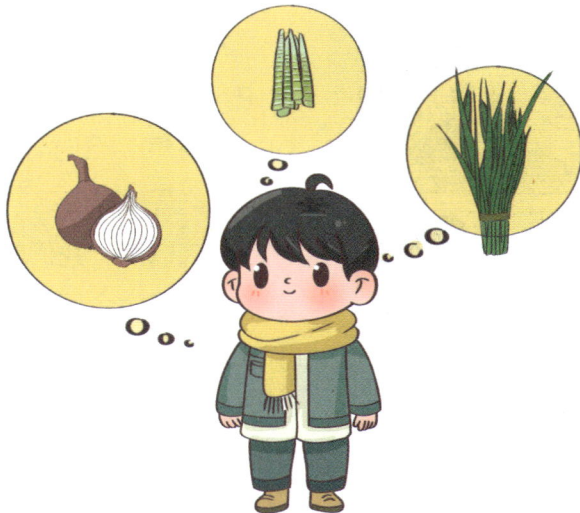

1）春季小药膳

菠菜猪肝粥

制作方法：新鲜菠菜少许洗净切碎，猪肝适量，剁碎。大米适量，煮熟后再放入菠菜、猪肝，稍煮片刻后搅拌均匀，最后根据个人口味放适量盐、香油、葱花等调味。

功效：补养肝血，清热解毒。

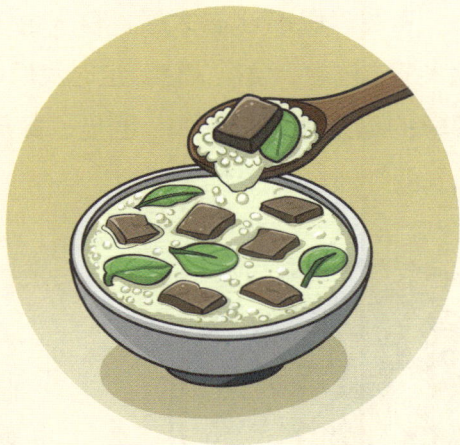

2）春季小药茶

菊花枸杞决明茶

制作方法：菊花 10 朵，枸杞子 3g ～ 5g，决明子 5g，放入开水 1L 冲泡，根据个人口味加入适量冰糖，数分钟后茶液呈淡黄色并逐渐加深，即可服用。

功效：清肝火、清头目、通大肠，尤其适用于高血压患者。

注意事项：腹泻者请勿食用！

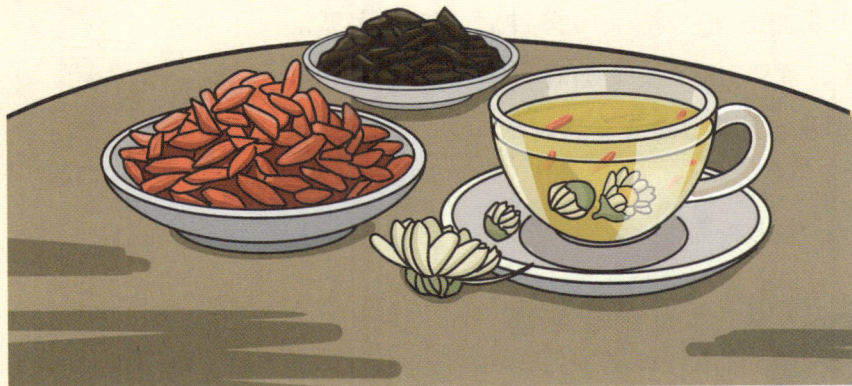

2. 夏季

夏日炎炎，暑湿俱盛。夏主长，五脏属心，五气应暑。

中医学认为"暑必夹湿"，夏季天气炎热，多雨潮湿，易出现倦怠乏力、食欲不振，甚至头昏胀痛、心烦口干、小便短赤等现象。

有民谚说："小暑大暑，有米也懒煮。"炎热会让人感觉倦怠、食欲欠佳。这时我们可以多食清凉解暑的瓜果蔬菜。例如：西瓜、黄瓜、冬瓜、苦瓜、西红柿、绿豆等。

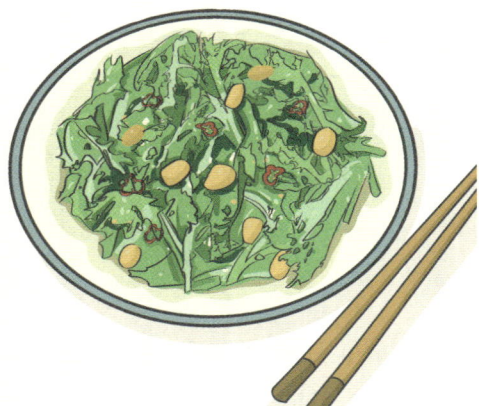

1）夏季小药膳

凉拌苦菊

制作方法：苦菊 2 株，择干洗净后控干水分；一小把花生，用油炸酥后压碎；加入适量醋、白糖、蒜末；全部食材一起拌匀即可食用。

功效：清暑消热、开胃消食、杀菌消毒。

2）夏季小药茶

绿豆南瓜凉茶

制作方法：绿豆 2 杯，洗净；老南瓜约 500g，切块。绿豆加适量水煮沸 10 分钟后，加入南瓜，盖上锅盖，转文火煮至绿豆开花，汤汁稍稠，根据个人口味加入适量白糖或食盐调味即可。放凉后味道更佳！

功效：生津益气。

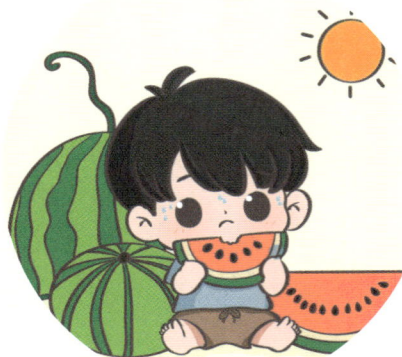

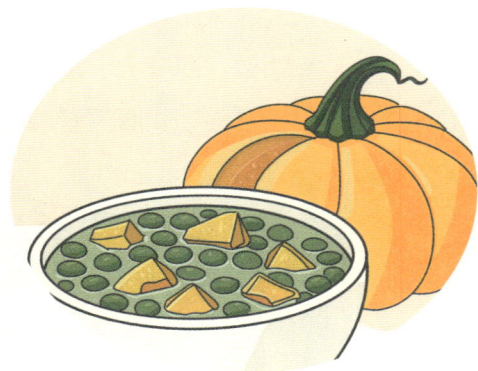

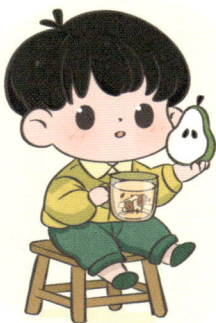

3. 秋季

秋气清肃，炎暑渐消，干燥凉爽。秋主收，五脏属肺、五气应燥，常有"秋燥"之说。

这个季节人们容易出现口干、唇干、鼻干、咽干、皮肤干燥、干咳少痰等现象。

民谚"秋季一碗汤，不用医生帮"就是指秋季干燥要注意补充水分、滋阴润燥。我们可以多吃些有润肺功效的食物。例如：梨、百合、银耳、莲藕、莲子等。

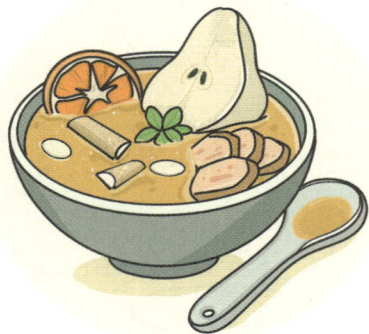

1）秋季小药膳

山药雪梨猪肺汤

制作方法：鲜山药 250 克，切块；雪梨 2 个，切块；猪肺半副，提前用料酒、生姜去腥切片，再加陈皮适量，一起炖煮。熟后加入调味料，即可食用。

功效：润肺止咳，凉血祛瘀。

2）秋季小药茶

桑叶菊花枇杷茶

制作方法：桑叶 5g，菊花 10g，枇杷叶 5g，洗净晾干。将桑叶、枇杷叶剪成条后，与菊花一起放入水杯中倒入适量开水，泡好后根据个人口味加入适量冰糖调味即可。

功效：预防因秋燥引起的发热、咽干唇燥、咳嗽等。

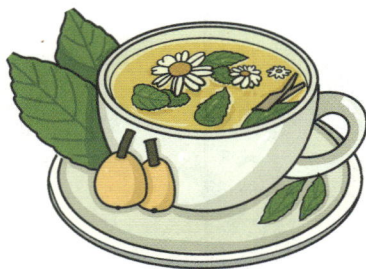

4. 冬季

寒风呼啸，大地冰封。冬主藏，五脏属肾、五气应寒。

这时人们容易出现怕冷、胃肠冷痛、关节冷痛、夜尿频多等现象。

民谚说："冬至进补，开春打虎。"到了冬季，人们可以多吃补益气血、热量充足的食物来抵御寒冷。

宜多吃黑豆、栗子、羊肉、牛肉、乌鸡、鱼类、糯米、萝卜、大枣、核桃、腰果、芡实、红枣、桂圆、山药等食物。

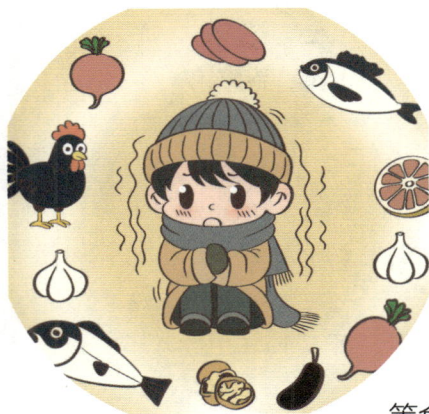

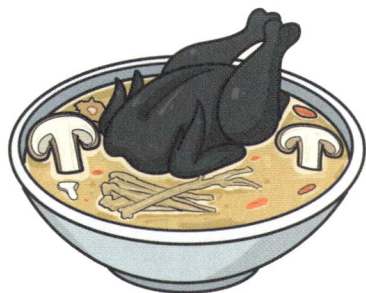

1）冬季小药膳

党参乌鸡汤

制作方法：党参 50g，枸杞子 50g，大枣 10～20 枚，乌骨鸡 1 只，干香菇适量。将上述食材放入砂锅中，加水炖至鸡肉烂熟后放入调料即可食用。

功效：补养气血。适合体质弱、易感冒的人群食用。

2）冬季小药茶

红枣龙眼茶

制作方法：去核大枣 250g，龙眼肉 50g，红糖适量，加水炖熬，大火开后转小火焖煮 30 分钟即可食用。

功效：补中益气，养血安神。适用于因气血不足导致失眠的人群。

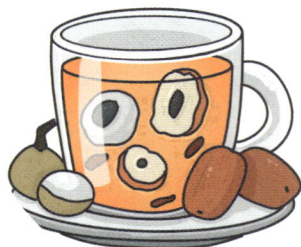

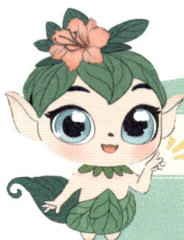

子规说知识

《黄帝内经》记载："五谷为养，五果为助，五菜为充，五畜为益，气味合而服之，以补益精气。"

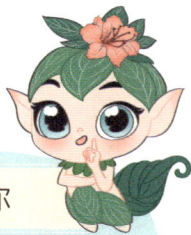

子规考考你

1. 小朋友们学会了几道药膳呢？让我们用文中提到的食材做一道美味的养生膳食吧！

2. 大家一起来说说一年四季的气候特点，对应的脏腑，以及不同季节容易生哪些疾病吧！

第五节
科学认识避误区

快来和子规一起看看，有哪些关于中医药的误区需要避开吧！

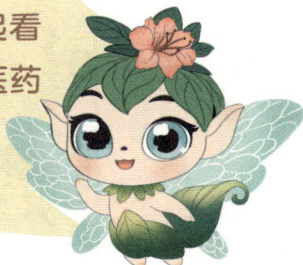

小朋友们，通过前面的学习我们可以知道，从古至今，中医药一直陪伴人们左右，成为人们日用不知的健康秘宝。

但有句俗话说"过犹不及"，如果过分地迷信或者夸大某些草药或者疗法的功效，反而会使我们陷入误区，伤害到自身的健康。

1. 药食同源，食物可以治疗慢性病

食物、保健品和药物的区别，在于它们的"效力"不一样。

大多数食物性质平和，"偏性"并不明显，可以长期食用。如果某类食品吃几天就让人的血脂、血压发生明显变化，那这样的食物你敢随便多吃吗？

事实上，越是"效用"明显的食物，越是要小心，不能过量食用，更不能不辨体质跟风乱吃。

米、面、青菜这样的食物人人都能吃，是因为它们性质平和，没有那么强的"生理调节"作用。

保健品往往是食物中各种营养成分和药性成分的浓缩产品，它改变人体功能的"效力"就会强一些。如果用对了，固然有利于健康，但用错了，也可能"跑偏"而带来不良反应。

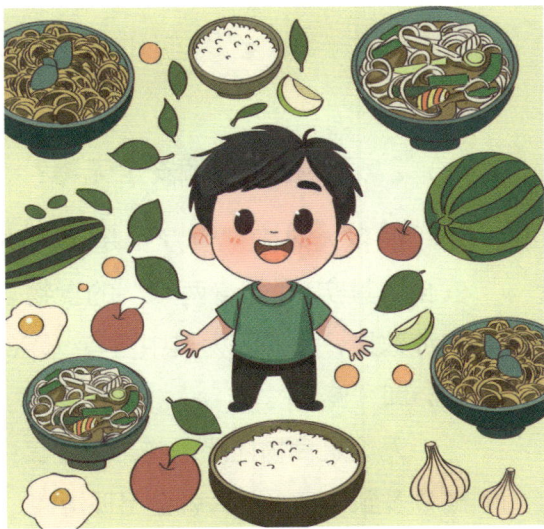

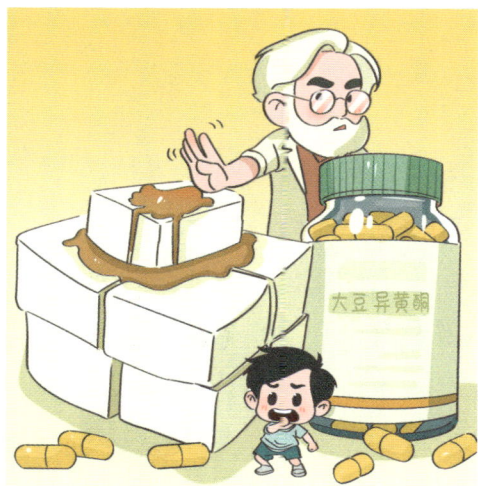

例如：豆腐含大豆异黄酮，男女老少皆宜，但保健品"大豆异黄酮胶囊"就不一样了，小孩和男人绝对不能随便吃，即便是中老年妇女也不是都适合吃。

药品则"效力"更强，它是用来治病救人的。药品使用的方法、数量、时间都有严格的规范和要求，如果使用不当很可能致病，甚至致命。

因此，小朋友们，药品的使用一定要在专业医生的指导下进行！

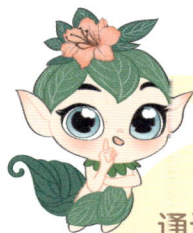

很多人都产生过这样的想法：我的病能不能通过长期吃某种食品来治好呢？

这种期待本身就是错误的。因为普通食物并没有那么强的"效力"，除非长期调养，从根本上改善体质，否则是达不到治愈疾病的目的。

2. 只要是食疗就安全无毒？

很多人热衷"食疗"是因为觉得食物安全。其实，"药食两用"的食物之所以有治疗效果，正是因为其中含有一定的药效成分，即"偏性"。

无论是食物还是药物，只要其中的药效成分多到一定水平，就会出现毒性。

食物如果吃得太多，其中的药效成分达

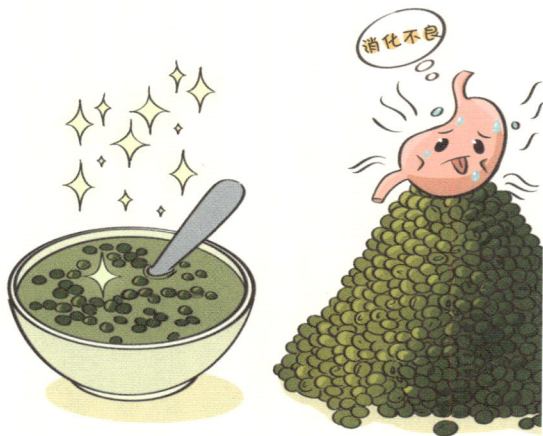

消化不良

到一定水平，就变成了药物。例如：每天喝 50g 绿豆煮的汤属于正常吃食物；但每天喝 750g 绿豆煮的水，就变成了喝药物。

再比如，烟酸和烟酰胺本来是一种 B 族维生素，正常人每天摄入十几毫克，但如果将其作为控制血脂的治疗药物，每天要吃几克，那就很容易有不良反应。

你能想象吗？即便是水，喝过量都会导致死亡呢！

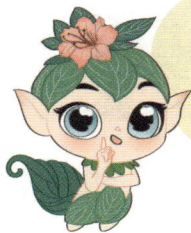

中医药调理身体，重在"度"的把握，食疗的目的是用食物的"偏性"来纠正人体的"不平衡"，食疗方子也需要根据人在不同时期的体质情况进行调整，并不是一成不变的，更不是吃得越多越久越好。

3. 不同的人可以用相同的食疗方吗？

正规的中医大夫都是要辨别患者体质之后才用药的，而且药物配伍也要注重寒热，绝不可能千人同方。

同样，从西医学角度来说，也要通过辨别不同人的生理状况和营养状况，来安排饮食。有些人应少吃红肉，有些人则适宜多吃红肉。有些人适宜多吃燕麦，有些人则不适宜多吃燕麦。

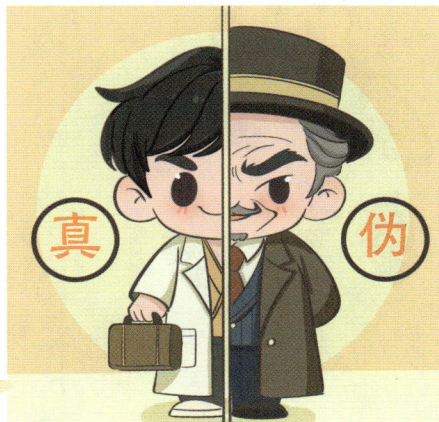

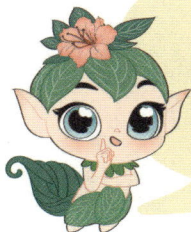

真　伪

因此，选择食疗方时，也要辨清体质、因人而异！

4. 慢性病可以用偏方治愈吗？

中医学认为，很多慢性病都和长期的不良生活、饮食习惯有关，天长日久影响了人的体质，导致发病，是"冰冻三尺，非一日之寒"的过程，调理起来也绝非一日之功。

西医学认为，慢性病是多因素疾病，而且终身无法治愈。

这两种说法都很客观，但听起来"很慢"，远不如"一个偏方就能搞定"那么让人心情愉快。

因此，一旦听说某某药能够根治糖尿病、癌症、高血脂等，就一定要警惕，以免上当受骗。

糖尿病、高血脂等疾病可以通过改变饮食方法进行调节，但指望用偏方治病万万行不通。

要想解决这些问题，除了要全面改变饮食习惯、平衡营养、增加运动、调整起居以外，还要积极消除病因，配合医生进行治疗。

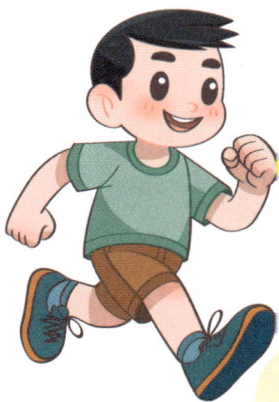

小朋友们，我们在日常生活中要多提醒长辈，不要盲目相信商业宣传。如果想通过食疗的方法养生，可以到正规医院咨询专业中医大夫辨明体质，再选择适合自己的养生方法。

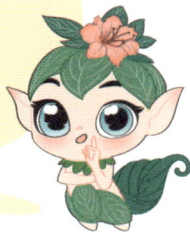

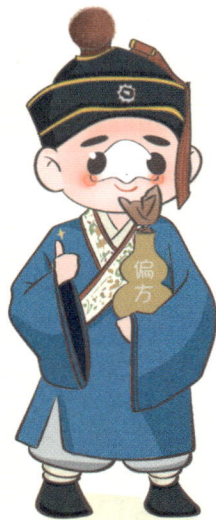

5. 看中医就看"祖传"老中医?

"祖传"两个字总是会为中医增添许多神秘的色彩,以至于很多人对"祖传"产生盲目的崇拜之情。

"祖传"的中医真的就技高一筹吗?

医圣张仲景曾痛批"不念思求经旨""各承家技"的所谓"祖传中医";药王孙思邈撰文《大医习业》力主"欲成就大医唯学习经典",而非继承祖传的说法。

如果医生本人悟性高且勤奋好学,就算没有家里人"祖传",疗效也会很好;若医生只是沽名钓誉,就算打着"祖传"的幌子也照样误人性命。

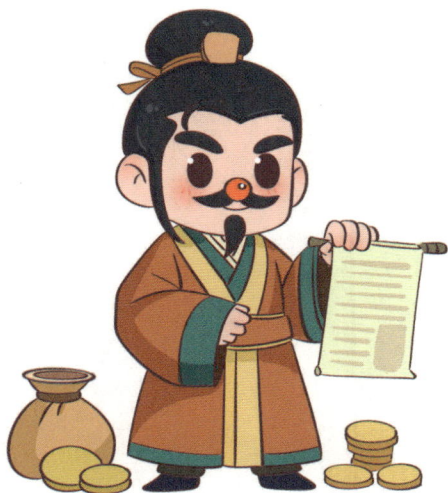

因此,看病求医,要注重医生医德是否高尚、医术是否高超,完全不必拘泥于年龄大小,是否祖传!

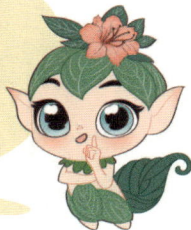

参考文献

[1]李经纬. 中医史[M]. 海口：海南出版社，2007.

[2]许敬生. 医林掌故[M]. 北京：人民卫生出版社，2011.

[3]刘正宇. 重庆金佛山生物资源名录[M]. 重庆：西南师范大学出版社，2010.